TENHO UM ALUNO COM TRANSTORNO DE PROCESSAMENTO AUDITIVO (TPAC): E AGORA?

Coleção
Aos Mestres com Carinho

TENHO UM ALUNO COM TRANSTORNO DE PROCESSAMENTO AUDITIVO (TPAC): E AGORA?

ORGANIZADORAS
LUCIANA CORDEIRO FELIPETTO
NAJLLA LOPES DE OLIVEIRA BURLE
SIMONE APARECIDA CAPELLINI

Artesã

Tenho um aluno com Transtorno de Processamento Auditivo (TPAC): E agora?

1ª Edição - 1ª Reimpressão 2025

DIRETOR
Alcebino Santana

DIREÇÃO DE ARTE
Tiago Rabello

REVISÃO
Giovanna Marques Hailer Felipe

CAPA
Artesã Editora

DIAGRAMAÇÃO
Conrado Esteves

T292

Tenho um aluno com transtorno de processamento auditivo (TPAC) : e agora? / organizadoras: Luciana Cordeiro Felipetto , Najlla Lopes de Oliveira Burle , Simone Aparecida Capellini. – Belo Horizonte : Artesã, 2023.

164 p. : il. ; 23 cm. . – (Aos mestres com carinho / organizadora: Ângela Mathylde Soares)

ISBN: 978-85-7074-073-1

1. Educação. 2. Distúrbios do processamento auditivo central. 3. Fonoaudiologia. I. Felipetto, Luciana Cordeiro. II. Burle, Najlla Lopes de Oliveira. III. Capellini, Simone, 1970-. IV. Soares, Ângela Mathylde.

CDU 376-056.2

Catalogação: Aline M. Sima CRB-6/2645

IMPRESSO NO BRASIL
Printed in Brazil

(31)2511-2040 (31)99403-2227
www.artesaeditora.com.br
Rua Rio Pomba 455, Carlos Prates - Cep: 30720-290 | Belo Horizonte - MG
/artesaeditora

APRESENTAÇÃO DA COLEÇÃO

Profa. Dra. Ângela Mathylde Soares

A Coleção AOS MESTRES COM CARINHO é um diálogo com conteúdo sobre o dia a dia do chão de sala de aula com a intenção e objetivo de responder indagações e inquietações das perguntas sem respostas. O famoso "*e agora*?".

Esta coleção tem o desejo de trazer a valorização dos profissionais de educação.

Precisamos entender que essa ação de valorizar não está ligada apenas a remuneração, mas sim a dar condições para que os envolvidos no processo do educar e do aprender tragam bagagem pedagógica que acompanhe as novas tecnologias e as novas aprendizagens.

E não podemos nos esquecer das novas parcerias feitas com a educação, como a psicopedagogia, a saúde, a ciência, o direito e várias outras áreas presentes na educação do século XXI.

A Informação hoje é rápida, dinâmica e imediata, e com isso, com esta nova geração de estudantes, é necessário um professor que caminhe nesse mesmo território. Assim, há necessidade de capacitar e renovar para acompanhar as tão desejadas mudanças.

Precisamos alinhar as ações incluindo a capacitação dos docentes, as parcerias das famílias e o casamento com a ciência, trazendo respaldo a esta formação, com intuito, intenção e garantia de melhora constante do ensino.

Esta coleção será um encontro carinhoso, respeitoso e eficaz sobre o tema que trabalhará a qualificação e a motivação dos nossos mestres e os envolvidos nesta gestão.

Uma equipe qualificada e preparada para as demandas de sala de aula é de suma importância, aliás, fundamental para que este objetivo seja cumprido.

Entendemos que esta coleção é um investimento importante que trará um conforto para professores, alunos, gestores e profissionais da educação, que possibilitará uma melhoria nas questões, individualidade e empoderamento do aluno – o que se fará por volumes e temáticas pontuais, possibilitando, assim, para o profissional da educação, ter informação ampla e bem assertiva sobre cada assunto proposto.

É importantíssimo ressaltar os benefícios que esta coleção trará aos cursos universitários, favorecendo a reflexão de que, no processo, precisam receber com a teoria, a prática e o envolvimento uma metodologia que traga excelência e respeite as competências e habilidades de nossos alunos.

A prática em sala de aula tem que nortear o aluno e o professor em atividades que estimulem a criatividade e a pesquisa baseada em evidências, por meio de um marco teórico fundamentado.

Pensando nessa discrepância entre o que se aprendeu na faculdade e a realidade de uma sala de aula, nasce a coleção AOS MESTRES COM CARINHO, para auxiliar responder os agoras dos profissionais da educação. Nasce uma coleção que se importa com a educação de qualidade e com evidência.

E não podemos nos esquecer do professor e de todos os envolvidos neste processo de receber o melhor de nós.

Com muito carinho, como professora, dedico esta coleção aos profissionais da educação, com o coração cientificado e motivado. Espero que esta experiência seja proveitosa. Curta os volumes e responda às perguntas que não querem calar!

O meu MUITO OBRIGADA!

PREFÁCIO

É com imensa satisfação que prefaciamos este livro intitulado "*Tenho um aluno com transtorno do processamento auditivo: e agora?*" que compõe a *Coleção Aos Mestres com Carinho* organizada pela Dra Ângela Mathylde Soares.

Esta é uma obra Luso-Brasileira, composta por dez capítulos escritos por autores que, brilhantemente, discorreram sobre o tema processamento auditivo e sua relação com a linguagem e a aprendizagem.

No primeiro capítulo, as autoras **Jesus**, **Pereira**, **Resende** e **Alves** discorreram sobre *O Processamento Auditivo e suas Relações com a Linguagem e Aprendizagem das Crianças*. As autoras **Castro** e **Nascimento** descreveram sobre o *Transtorno do Processamento Auditivo e Possíveis Comorbidades* no segundo capítulo. O tema *Rastreio do Processamento Auditivo* foi apresentado por **Martins**, **Nunes** e **Carvalho** no terceiro capítulo.

O quarto capítulo das autoras **Cardoso**, **Capellini** e **Oliveira** discorreu sobre a *Alfabetização e Processamento Auditivo Central*. O tema *Quem é o Aluno com TPAC? Estratégias e Intervenções* foi apresentado por **Faria** e **Milions** no quinto capítulo.

No sexto capítulo, as autoras **Vendruscolo**, **Cruz-Santos** e **Morgado** descreveram sobre *PAC e Adaptação Curricular: O Que os Professores Precisam Conhecer*. A autora **Felipetto** descreveu sobre a *Contribuição da Aprendizagem Significativa e Afetiva para o Aluno com Transtorno do processamento Auditivo* no sétimo capítulo. O tema *Como ajudar a Criança com TPAC em Ambiente de Aprendizagem Virtual?* foi apresentado por **Burle** e **Mancine** no oitavo capítulo.

O nono capítulo é das autoras **Felipetto**, **Burle** e **Machado** discorreu sobre *O Uso da Gamificação como Estratégia de Intervenção Fonoaudiológica na Reabilitação do Processamento Auditivo*. O tema

Transtorno do processamento auditivo central e suas implicações no processo de aprendizagem em escolares de autoria de **Felipetto**, é o décimo e último capítulo deste livro.

A forma cuidadosa como os capítulos deste livro foi elaborado pelos autores, demonstra a séria e grande preocupação com a realidade da criança com TPAC em contexto educacional, sendo assim, este livro será leitura obrigatória para todos os profissionais que atuam na área educacional para melhor compreender as implicações deste transtorno para as crianças em situação de ensino-aprendizagem.

As Organizadoras

APRESENTAÇÃO

As organizadoras

O Livro intitulado *Tenho um aluno com transtorno do processamento auditivo: e agora?* é uma importante obra direcionada para professores e profissionais que atuam na área da Educação.

O conteúdo deste livro traz à luz um importante tema relacionado aos problemas de linguagem e aprendizagem decorrentes do Transtorno do Processamento Auditivo (TPAC) que, muitas vezes, não são conhecidos ou reconhecidos dentro do ambiente de sala de aula.

De forma didática, os autores discorreram sobre as implicações deste transtorno para o desenvolvimento da linguagem, da aprendizagem e para o processo de alfabetização das crianças, destacando a necessidade dos profissionais da área educacional de conhecerem melhor este transtorno para poderem adequar e adaptar as situações de ensino-aprendizagem das crianças com TPAC.

Desta forma, nós, organizadores desta obra, desejamos que os leitores sejam estes professores ou profissionais da equipe técnica-pedagógica, que aperfeiçoem e aprofundem os seus conhecimentos para que as suas práticas melhorem o manejo das crianças com TPAC em sala de aula, pois, somente desta forma, estará sendo garantido o direito destas crianças ao pleno desenvolvimento educacional.

O PROCESSAMENTO AUDITIVO E SUAS RELAÇÕES COM A LINGUAGEM E A APRENDIZAGEM DAS CRIANÇAS

Luciana Cássia de Jesus

Bruna Stéfanie Pereira

Luciana Macedo de Resende

Luciana Mendonça Alves

A linguagem nos permite interagir, expressar e receber informações, por meio de símbolos convencionais (e não convencionais) para nos comunicar. Envolve diversos processos que ocorrem em várias áreas cerebrais interligadas, dentre elas as áreas responsáveis pela análise auditiva dos sons (Machado et al., 2010; Souza et al., 2016; Afonso & Mello, 2017). Já a aprendizagem ocorre com as experiências vividas e com os estímulos recebidos, incluindo a audição que, processados pelo sistema nervoso, levam à formação de memórias e modificações no comportamento (Machado et al., 2010; Afonso & Mello, 2017).

Assim, a audição, além de nos permitir estabelecer o contato com o meio em que estamos inseridos (Pereira, 2014), é primordial para o desenvolvimento da linguagem e para a aprendizagem (Carvalho et al., 2015; Afonso & Mello, 2017), pois possibilita analisar e compreender a informação auditiva em diversas condições (Afonso & Mello, 2017). Tal capacidade é denominada de processamento auditivo central (PAC) (Pereira, 2014).

O PAC é composto por um conjunto de habilidades necessárias para que o indivíduo compreenda a mensagem ouvida. Essa percepção ocorre quando o sistema auditivo é capaz de receber, detectar, decodificar e integrar os sons para, então, apresentar uma resposta frente ao estímulo apresentado (Oliveira et al., 2013; Stampa, 2012).

Entretanto, antes de o som chegar ao cérebro, responsável pelo reconhecimento e pela interpretação de diferentes sons que ouvimos, ele passa por outras estruturas como pelas orelhas externa, média, interna e pelo nervo auditivo. Caso haja alguma alteração na condução do estímulo auditivo ou em sua transdução e transmissão neural, o sinal não chegará íntegro ao córtex auditivo, o que pode causar ou se associar a dificuldades na aprendizagem e no PAC (Stampa, 2012). Portanto, pode-se ponderar que para que o indivíduo seja capaz de perceber, analisar e memorizar os estímulos sonoros, é preciso que as vias responsáveis pelo caminho e interpretação do som estejam íntegras (Alves et al., 2018). A Figura 1 apresenta a via auditiva e as principais regiões do sistema nervoso central envolvidas no processamento auditivo.

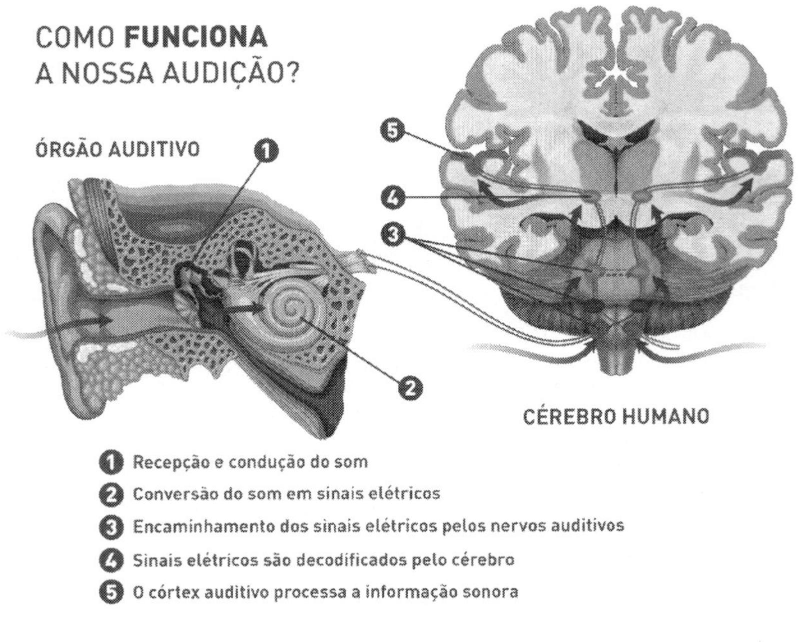

Figura 1 – Via auditiva e processamento da informação sonora

Fonte: Adaptado de Lent (2006).

O reconhecimento e a análise do som é possível devido ao conjunto de habilidades auditivas. Dentre elas, podemos citar: detecção auditiva, localização e lateralização do som, discriminação auditiva, interação e integração binaural, figura-fundo, fechamento auditivo, aspectos auditivos temporais ou processamento auditivo temporal, atenção, memória e compreensão auditiva (ASHA, 2005).

As habilidades do PAC possibilitam identificar a presença de um som, o local da fonte sonora, diferenciar e reconhecer os estímulos auditivos, processar diferentes informações acústicas apresentadas simultaneamente nas duas orelhas, integrando-as ou separando-as. Além de reconhecer estímulos auditivos, como a fala ou outros sons, quando há a presença de sons competitivos (verbais ou não), reconhecer a fala ou outros sons quando parte da informação é omitida, reconhecer as características do som, as modificações que ocorrem ao longo do tempo e identificar pausas (Pereira, 2014; Neta, 2017; New Zealand Audiological Society, 2019; Conselho Federal de Fonoaudiologia [CFFa], 2020).

Assim, é possível reconhecer palavras faladas, músicas, ruídos e sons do ambiente. Ao discriminar a frequência sonora, pode-se reconhecer e identificar fonemas oclusivos, como /d/ e /k/, os fricativos, como /s/ e /f/, identificar a fronteira vocabular, integrar e ordenar os sons ouvidos, importante para o registro de uma informação auditiva. Além do mais, o PAC auxilia no reconhecimento de fonemas semelhantes, que diferem na classificação surdo ou sonoro, como /p/ e /b/, na organização fonológica, sintática e na prosódia (Pereira, 2014).

Outras habilidades essenciais para o PAC são atenção, memória e compreensão auditivas. A atenção auditiva é importante para a recepção e expressão da linguagem (Pereira, 2014). Já a memória auditiva auxilia na retenção de informações auditivas (New Zealand Audiological Society, 2019). Por fim, a compreensão auditiva permite deduzir o significado da informação auditiva associada às outras habilidades auditivas citadas.

O desenvolvimento do PAC depende não só da integridade e do funcionamento do sistema auditivo, como citado anteriormente, mas também da maturidade do sistema neurológico, do desenvolvimento cognitivo e das experiências auditivas, fatores que também influenciam a linguagem, e que são relevantes para a comunicação, para a compreensão e para a aprendizagem (Souza et al., 2016; Machado et al., 2010). A diversidade e qualidade das experiências auditivas estão relacionadas aos recursos proporcionados no ambiente familiar (Souza et al., 2015).

Assim, interferências negativas nos fatores responsáveis pelo desenvolvimento do PAC causam desordens nas habilidades auditivas (Carvalho et al., 2015) e, consequentemente, podem ocorrer prejuízos no desenvolvimento da linguagem devido ao prejuízo no armazenamento e processamento linguístico da informação, que leva à interpretação inadequada dos sons da fala (Souza et al., 2015).

Por causa da associação do PAC com diversas áreas cerebrais (tronco encefálico e córtex cerebral), quando esse está alterado, produz efeito negativo nos demais sistemas superiores (Souza et al., 2019). Tal fato sugere a relação entre o PAC e a linguagem. Dessa forma, o funcionamento adequado de um depende do desempenho adequado do outro (Souza et al., 2016; Souza et al., 2019).

Ao ingressar na escola, as demandas comunicativas e linguísticas da criança ampliam e tornam-se notórias as exigências de um aparato auditivo, neurológico e cognitivo funcionais (Souza et al., 2016), o que reforça a importância do profissional da educação acompanhar o desempenho da criança e seus comportamentos para a identificação precoce de um possível transtorno do processamento auditivo (Reis et al., 2018).

Os sinais do Transtorno do Processamento Auditivo Central (TPAC) podem ser percebidos no ambiente escolar. O professor deve estar atento àquelas crianças que apresentam os comportamentos descritos na Tabela 1 (Stampa, 2012; Silva & Barbosa, 2017; Reis et al., 2018; Plotegher, 2020; Santos et al. 2020). Esses sinais não se mostram compatíveis com a cognição e com a audição periférica do indivíduo, que geralmente se encontram dentro dos padrões de normalidade (Stampa, 2012).

Comportamentos observados
Dificuldade para entender a fala em ambientes ruidosos.
Não utiliza as entonações adequadas na fala e leitura.
Dificuldade para compreender quando a fala é apresentada rapidamente.
Dificuldade para entender conceitos abstratos ou palavras de duplo sentido.
Não distingue palavras com características sonoras semelhantes, como faca e vaca.
Apresenta dificuldade para seguir instruções ou comandos verbais.
Dificuldade em segmentar e manipular a estrutura fonológica da linguagem.

Comportamentos observados
Desconforto frente a sons intensos.
Inversões de letras na escrita.
Dificuldade de compreensão na leitura.
Pedem para repetir a informação.
Dificuldade em fazer a leitura silenciosa.
Dificuldade em recordar informações apresentadas exclusivamente pela via auditiva.
Prejuízos na identificação das sílabas tônicas das palavras.
Vocabulário reduzido.

Tabela 1 – Comportamentos observados em crianças com Transtorno do Processamento Auditivo, no ambiente escolar

Considerando a importância da integridade das vias auditivas periféricas e centrais para a linguagem e a aprendizagem, para possibilitar a adequada análise e interpretação da informação sonora e todos os prejuízos causados pela alteração das habilidades do PAC, ao identificar essas alterações em indivíduos na sala de aula, é importante realizar o encaminhamento desses alunos para uma avaliação especializada (Machado et al., 2010; Sartori et al., 2019).

Os testes comportamentais são considerados de alta relevância para caracterizar a alteração do PAC em escolares, assim como facilitam a identificação dos alunos com inabilidades auditivas e proporcionam evidências de dificuldades de aprendizagem (Gonçalves et al., 2018).

Da mesma forma, é importante atentar ao fato de que indivíduos com diagnóstico de Transtornos Específicos de Aprendizagem e Transtorno de Déficit de Atenção/Hiperatividade podem apresentar comprometimentos auditivos centrais concomitantemente, ou seja, muitas vezes o quadro de Transtorno do Processamento Auditivo Central é secundário ao diagnóstico dos Transtornos Específicos de Aprendizagem, embora não justifique todas as manifestações destes transtornos (Navas et al., 2017). Por isso, não é possível descartar a necessidade de avaliação especializada para o PAC mesmo nesses casos.

É importante, sobretudo, realizar a adequada interpretação dos achados da avaliação do PAC mediante tais quadros, devido à frequente coocorrência do TPAC com alterações de linguagem, memória e atenção.

Por isso, a investigação de déficits nas habilidades auditivas deve ser realizada em consonância com avaliações de linguagem e cognitivas (British Society of Audiology [BSA], 2011, 2018).

O PROCESSAMENTO AUDITIVO CENTRAL E A RELAÇÃO COM O DESENVOLVIMENTO LINGUÍSTICO E COGNITIVO

A construção da representação mental dos fonemas é necessária para compreender que a língua é constituída por sons e para a decodificação dos grafemas em fonemas, durante a leitura. Para essa habilidade de manipulação dos sons da língua, denominada de consciência fonológica, a principal via sensorial que possibilita a percepção dos sons é a audição, pois permitirá o reconhecimento das informações fonológicas da fala, além de ser importante para o desenvolvimento linguístico da criança e da compreensão da linguagem (Quintas et al., 2010; Pires et al., 2015; Steinbrink et al., 2019).

A literatura aponta para a associação entre o PAC e a consciência fonológica, sendo que na presença de alteração do processamento auditivo, quanto pior o desempenho de tal habilidade, mais baixo é o desempenho das crianças nas tarefas de consciência fonológica (Quintas et al., 2010; Sartori et al., 2019). A ligação entre as habilidades auditivas e linguísticas ocorre devido ao compartilhamento de mecanismos neurais e da percepção dos padrões temporais da fala, como frequência, intensidade e duração, que juntos ampliam as informações sobre as unidades sonoras manipuladas nas tarefas de consciência fonológica e sobre a tonicidade das palavras (Steinbrink et al., 2019).

O processamento linguístico da informação é uma tarefa complexa que envolve diversos recursos. Além da análise sonora da informação, exige a participação do sistema de memória, pois é preciso reter a informação verbal enquanto essa é processada em tarefas complexas, como para a compreensão, para o aprendizado ou para o raciocínio (Pires et al., 2015).

A memória operacional é formada pelos componentes: executivo central, responsável por controlar e resgatar a informação e por regular a atenção; alça fonológica, que armazena e processa a informação verbal; alça visuoespacial, responsável por analisar e sustentar a informação visual e espacial na memória; e *buffer* episódico, que retém temporariamente e integra as informações vindas de fontes diversas

(Baddeley, 2003; Pires et al., 2015). Então, uma das vias de acesso de ativação da memória é a audição.

A atenção seletiva, mediada pelo executivo central, é influenciada pela habilidade auditiva figura-fundo, que permite focar em um estímulo apresentado auditivamente e ignorar os demais estímulos irrelevantes, para que a informação seja armazenada na alça fonológica da memória (Pires et al., 2015).

É necessário que o PAC possibilite ao indivíduo fazer o correto reconhecimento das informações acústicas dos sons para formar no sistema de memória, mais especificamente na memória de longo prazo, as representações fonológicas, permitindo a adequada interpretação da mensagem, a aquisição de novos conceitos e o bom desempenho em consciência fonológica (Pires et al., 2015).

A integração de todo esse sistema associado a outros processos cognitivos e linguísticos é a base para o desenvolvimento da leitura (Murphy et al., 2013).

Durante a leitura, decodificamos as palavras em sons e interpretamos o significado das informações apresentadas para a aquisição de novas informações (Souza et al., 2019, 2020). Para isso, é necessário discriminar, reconhecer e organizar a informação sonora no tempo, o que reforça o papel do PAC, mais especificamente o processamento auditivo temporal, para a leitura (Souza et al., 2019, 2020).

Reconhecer as modificações nos padrões sonoros ao longo do tempo e o processamento auditivo temporal é necessário para a construção do repertório fonológico da criança e para a identificação dos fonemas, pois algumas características sonoras são identificadas pelo padrão de duração e ocorrem em poucos milissegundos. Outra contribuição do processamento auditivo temporal para a fala e linguagem é a capacidade de segmentar as palavras em unidades menores, como sílabas, a identificação do ritmo de fala e da ênfase (Steinbrink et al., 2019).

Outras habilidades auditivas importantes para a linguagem oral e escrita são a integração binaural, a figura-fundo e o fechamento auditivo, principalmente ao pensar no ambiente escolar, que tende a ser ruidoso e, por isso, com condição de escuta desfavorável (Souza et al., 2016). Assim, mesmo quando parte da informação auditiva não é reconhecida adequadamente, devido à presença de som competitivo no ambiente, é possível identificar e completar a mensagem para compreendê-la como um todo (Prando et al., 2010).

Dessa forma, pode-se inferir que as habilidades do PAC participam do processo de leitura, contribuindo para a manipulação sonora, escrita, velocidade de leitura e compreensão de textos (Pereira, 2014).

Por meio do PAC, pode-se codificar, decodificar e integrar os estímulos auditivos. Assim, é possível discriminar, reconhecer, reter, conferir sentidos e definições aos sons, tal como integrar a informação auditiva com outros sentidos para compreender os aspectos melódicos da fala, as informações com duplo sentido ou que precisam ser inferidas para que a compreensão ocorra. Outras funções relevantes do PAC para a linguagem e a aprendizagem são a sequencialização, o planejamento e a ordenação dos sons necessários para a leitura, a soletração e o registro escrito de uma informação recebida pela via auditiva (Signor et al., 2018; Steinbrink et al., 2019).

A Tabela 2 apresenta as habilidades auditivas e as relações com a linguagem e aprendizagem (Pereira, 2014; Neta, 2017; New Zealand Audiological Society, 2019; CFFa, 2020).

<table>
<tr><th>Habilidade</th><th>Função</th><th>Associação com a linguagem e aprendizagem</th></tr>
<tr><td>Memória auditiva</td><td>Controle, armazenamento, resgate da informação.</td><td>Retém a informação auditiva para que seja processada e apreendida.</td></tr>
<tr><td>Atenção auditiva</td><td>Mantém o foco em um estímulo específico.</td><td>Associada à habilidade de figura-fundo, permite inibir a interferências dos estímulos distratores e manter o foco no estímulo que precisa ser analisado.</td></tr>
<tr><td>Processamento auditivo temporal</td><td>Análise das características acústicas do som, como frequência, duração, intensidade, ordenação dos estímulos ao longo do tempo.</td><td>Reconhecimento dos fonemas, construção do repertório fonológico da criança, sequencialização de ordens apresentadas auditivamente, segmentação e manipulação das unidades sonoras das palavras (consciência fonológica), soletração, registro por escrito da informação auditiva, reconhecimento de entonação, sílaba tônica e pausas durante a leitura.</td></tr>
<tr><td>Integração binaural</td><td>Analisar os sons diferentes apresentados simultaneamente nas duas orelhas.</td><td rowspan="3">Possibilita compreender a informação auditiva em ambientes com condições auditivas desfavoráveis, como os ambientes ruidosos, além de focalizar a atenção no estímulo relevante.</td></tr>
<tr><td>Figura-fundo</td><td>Reconhecer os sons na presença de ruído competitivo.</td></tr>
<tr><td>Fechamento auditivo</td><td>Reconhecer os sons quando parte dele é omitido.</td></tr>
</table>

Tabela 2 – Habilidades auditivas e a associação com a linguagem oral e escrita

Diversos estudos mostram a relação do PAC com a linguagem e a influência na aprendizagem (Murphy et al., 2013; Souza et al., 2016, 2019; Quintas et al., 2010). Portanto, é importante investigar o PAC para adotar as medidas necessárias e proporcionar condições favoráveis para o desenvolvimento da criança (Sartori et al., 2019).

COMO O PROFESSOR PODE AJUDAR

O processo da aprendizagem auditiva é parte do desenvolvimento do comportamento global do organismo em maturação, e o refinamento das habilidades depende da estimulação fornecida às crianças desde os primeiros anos de vida. Estudos indicam que, ao passo que o indivíduo cresce, há prevalência da aprendizagem por meio da audição. Assim, para que a criança ouça e aprenda, é preciso um bom desenvolvimento das habilidades auditivas (Stampa, 2012).

Antes de tudo, mesmo que a criança tenha sido avaliada ao nascimento na triagem auditiva neonatal, é fundamental ter uma avaliação audiológica básica no período da alfabetização. Isto é importante, pois qualquer alteração na audição periférica pode comprometer a recepção auditiva e, consequentemente, interferir no processamento auditivo e na percepção da fala. Sugerimos que, sempre que houver queixas relacionadas à atenção ou mesmo auditivas, a criança seja encaminhada para a realização de audiometria e imitanciometria.

Há aqui algumas sugestões que podem ser aplicadas ao contexto escolar para facilitar a compreensão e aprimorar o desempenho dos alunos (Stampa, 2012; Mariosi, 2014; Pereira & Schochat, 1997):

- Antes de começar a falar, chame a atenção da criança por meio de estímulos multimodais, como o toque, o olhar e a fala, e certifique-se de que ela está alerta e olhando para você.
- Dê instruções curtas e claras, com o tom de voz audível, mas sem gritar.
- Lembre-se de falar de frente para o aluno.
- Procure formas de reduzir os barulhos do ambiente naquelas atividades mais complexas e que necessitam de maior concentração.
- Caso necessário, explique a ordem mais de uma vez e peça que a criança repita a instrução para se certificar de que ela entendeu.

- Reserve um lugar adequado para o aluno que apresenta dificuldades na sala de aula, de preferência longe de fontes de ruído.
- Anote na lousa as informações transmitidas verbalmente.
- Reforce a relação dos fonemas com as letras.

Visto a relevância das habilidades do PAC no desempenho linguístico da criança, sugerimos também alguns exemplos de atividades que podem ser aplicadas em sala de aula (Stampa, 2012).

ATIVIDADES COM UTILIZAÇÃO DE MÚSICA, APITO OU OUTRO SINAL SONORO

- Proporcione a participação das crianças em atividades como aulas de musicalização e capoeira.
- Grave em uma mídia sons variados, a exemplo: estalo de dedos, palmas, cachorro, gato, violão, carro, trem, chuva, trovão, chuveiro, etc., e utilize-os no dia a dia com a criança, associando-os a gravuras correspondentes.
- Realize atividades associadas a movimentos corporais, como Morto-Vivo, com sinais sonoros combinados, para estimular a detecção sonora.

ATIVIDADES QUE EXPLORAM O USO DA BANDINHA (INSTRUMENTOS MUSICAIS DIVERSOS – PODENDO INCLUIR OS RECICLADOS, DE BAIXO CUSTO)

- Tente elaborar brincadeiras em grupo, como pedir que os alunos formem um círculo de mãos dadas, e apresente comandos como: ao ouvirem o apito, fechem o círculo e ao ouvirem o chocalho, abram o círculo, a fim de estimular a habilidade de detecção sonora.
- Realize atividades como brincar de esconde-esconde e andar de olhos vendados em direção ao som de um sino para trabalhar a localização sonora.
- Realize atividades como reproduzir o número de batidas feitas pelo professor em um pandeiro, pois elas podem ser úteis para trabalhar a memória auditiva sequencial.

- Estenda uma corda no chão e instrua os alunos que pulem para frente ao ouvirem um som grave, longo ou forte e que pulem para trás ao ouvirem um som agudo, curto ou fraco, para estimular a habilidade de identificação da frequência sonora.

ATIVIDADES A PARTIR DE COMANDOS VERBAIS

- Proponha à criança exercícios como "telefone sem fio" e levantar o braço ao ouvir o nome de determinado animal, para estimular a identificação do som.
- Conte uma história para as crianças e escolha uma pessoa para responder tanto às perguntas do educador quanto às das outras crianças, a fim de treinar a memória auditiva.
- A criança pode ouvir uma história curta e dividida em partes e, a cada parte ouvida, ela deverá fazer um desenho. Na sequência, ela deverá recontar a história com suas palavras, usando os desenhos.

ATIVIDADES DE ASSOCIAÇÃO ENTRE A CONSCIÊNCIA FONOLÓGICA E O PROCESSAMENTO AUDITIVO

- Peça à criança que levante o braço toda vez que o educador produzir o fonema /s/, repetindo o mesmo som várias vezes para que o aluno levante o braço cada vez, a fim de estimular a discriminação sonora.
- Cante músicas com a criança, enfatizando a última sílaba ou a palavra do verso, como: "atirei o pau no ga**to-to**, mas o ga**to-to** não mor**reu-reu-reu**".
- Diga duas palavras e solicite aos alunos que completem a sequência com uma palavra que rime com as demais.

Estes são apenas alguns exemplos. Com a orientação profissional adequada, com o respaldo científico e a criatividade, muitas outras atividades podem ser desenvolvidas. Vale lembrar que todas as sugestões que serão implementadas em sala de aula devem ser acompanhadas e sugeridas por fonoaudiólogos, de acordo com as particularidades de cada aprendiz (Mariosi, 2014), com aumento progressivo da complexidade.

CONSIDERAÇÕES FINAIS

O presente capítulo procurou abordar as relações entre as habilidades do processamento auditivo e o desenvolvimento da linguagem e aprendizagem em escolares da educação infantil e fundamental. Os principais comportamentos observados nos escolares com alterações do PAC são apresentados, assim como as habilidades auditivas mais comumente associadas na literatura com a linguagem oral e escrita. Como contribuição prática, o capítulo é finalizado com algumas orientações para o professor, além de sugestões de atividades que podem ser realizadas em sala de aula.

Enfatizamos que o fonoaudiólogo deve ser a referência para os trabalhos com o PAC, e as ações devem sempre ser realizadas com respaldo científico, com atenção especial a cada contexto e às necessidades individuais dos escolares.

REFERÊNCIAS

Afonso, D. D., & Mello S. T. (2017). Transtorno do processamento auditivo central e suas relações com a neurociência e a psicopedagogia. *Arquivos do MUDI*, 21(02), 32-55. https://periodicos.uem.br/ojs/index.php/ArqMudi/article/view/39440.

Alves, W. A., Rei, T. G. d., Boscolo, C. C., & Donicht, G. (2018). Influência da prática musical em habilidades do processamento auditivo central: uma revisão sistemática. *Distúrbios da Comunicação*, *30*(2), 364-375. https://revistas.pucsp.br/index.php/dic/article/view/35602/25744.

American Speech-Language-Hearing Association (2005). (Central) auditory processing disorders [Technical Report]. Retrieved from http://www.asha.org/docs/html/TR2005-00043.html.

Baddeley, A. (2003). Working memory: looking back and looking forward. *Nature Reviews Neuroscience*, 4(10): 829-39.

British Society of Audiology (BSA) (2011). *Position statement: Auditory processing disorder (APD)*. Reston: BSA. Recuperado de http://www.thebsa.org.uk/images/stories/docs/BSA_APD_PositionPaper_31March11_FINAL.pdf.

Society of Audiology (BSA) (2018). *Position Statement and Practice Guidance: Auditory Processing Disorders (APD)*. Reston: BSA. Recuperado de https://thebsa.org.uk/wp-content/uploads/2018/02/Position-Statement-and-Practice-Guidance-APD-2018.pdf.

Carvalho, N. G., Novelli, C. V. L., & Colella-Santos, M. F. (2015). Fatores na infância e adolescência que podem influenciar o processamento auditivo: revisão sistemática. *Rev. CEFAC*, 17(5), 1590-1603.

Conselho Federal de Fonoaudiologia (2020). *Guia de Orientação: Avaliação e Intervenção no Processamento Auditivo Central*. Recuperado de https://www.fonoaudiologia.org.br/wp-content/uploads/2020/10/CFFa_Guia_Orientacao_Avaliacao_Intervencao_PAC.pdf.

Gonçalves, F. A., Vieira, M. R., & Pereira, L. D. (2018). Efeito do treinamento auditivo-motor no processamento auditivo de escolares. *Instituto Israelita de Ensino e Pesquisa Albert Einstein*, *16*(4), 1-11. Recuperado de https://www.scielo.br/pdf/eins/v16n4/pt_1679-4508-eins-16-04-eAO4359.pdf.

Lent, R. (2006). *Cem bilhões de neurônios*. Ed. Atheneu, Rio de Janeiro, RJ. 698 pp.

Machado, C. S. S., Valle, H. L. B. S., Paula, K. M., & Lima, S. S. (2010). Caracterização do processamento auditivo das crianças com distúrbio de leitura e escrita de 8 a 12 anos em tratamento no Centro Clínico de Fonoaudiologia da Pontifícia Universidade Católica de Minas Gerais. *Revista CEFAC*, *13*(3), 504-512. https://doi.org/10.1590/S1516-18462010005000119.

Mariosi, T. (2014). Desordem no Processamento Auditivo Central: Como trabalhar pedagogicamente o aluno. *Revista Científica Eletrônica de Ciências Aplicadas da FAIT*, 1-27. Recuperado de http://fait.revista.inf.br/imagens_arquivos/arquivos_destaque/WBLoCgUgzG73Pio_2015-2-6-14-10-29.pdf.

Murphy, C. F. B., La Torre, R., & Schochat, E. (2013). Association between top-down skills and auditory processing tests. *Brazilian Journal of* Otorhinolaryngology, 79(6), 753-9.

Navas, A. L., Azoni, C. S., Oliveira, D. G. d., Borges, J. P. A., & Mousinho, R. (2017). *Guia de boas práticas:* do diagnóstico à intervenção de pessoas com transtornos específicos de aprendizagem. Instituto ABCD. Recuperado de https://www.institutoabcd.org.br/wp-content/uploads/dlm_uploads/2019/03/Guia-boas-praticas_completo.pdf.

Neta, I. C. T. M. (2017). *Habilidades Auditivas de Escolares com e sem Transtorno de Leitura* [Tese de Doutorado, Universidade Federal da Paraíba]. Repositório Institucional da UFPB. Recuperado de https://repositorio.ufpb.br/jspui/bitstream/123456789/11983/1/Arquivototal.pdf.

New Zealand Audiological Society. (2019). *New Zealand Guidelines on Auditory Processing Disorder*. https://www.audiology.org.nz/assets/Uploads/APD/NZ-APD-GUIDELINES-2019.pdf.

Oliveira J. C., Murphy C. F. B., Schochat E. Processamento auditivo (central) em crianças com dislexia: avaliação comportamental e eletrofisiológica. *Rev. CoDAS*, São Paulo, 25(1): 39-44, 2013. https://www.scielo.br/pdf/codas/v25n1/v25n1a08.pdf.

Pereira, L. D. (2014). Inter-relação processamento auditivo e linguagem. In: I. Q. Marquesan, H. J. Silva, M. C. Tomé (Orgs). *Tratado de Especialidades em Fonoaudiologia* (1 ed., pp. 861-73). Guanabara Koogan.

Pereira, L. D., & Schochat, E. (1997). *Processamento Auditivo Central: manual de avaliação*. LOVISE.

Pires, M. M., Mota, M. B., & Pinheiro, M. M. C. (2015). Os sistemas de memória de crianças portadoras do distúrbio do processamento auditivo (central). *CoDAS*, 27(4),326-32.

Plotegher, S. D. C. B. (2020). *Processamento Auditivo Central: uma proposta de intervenção no contexto escolar* [Masters dissertation, Universidade Estadual de Campinas]. Repositório Unicamp. Recuperado de http://repositorio.unicamp.br/bitstream/REPOSIP/352477/1/Plotegher_SamanthaDayaneCamargoBrito_M.pdf.

Prando, M. L., Pawlowski, J., Fachel, J. M. G., Misorelli, M. I. L., & Fonseca, R. P. (2010). Relação entre habilidades de processamento auditivo e funções neuropsicológicas em adolescentes. *Revista CEFAC*, *12*(4), 646-661. https://doi.org/10.1590/S1516-18462010005000027.

Quintas, V. G., Attoni, T. M., Keske-Soares, M., & Mezzomo, C. L. (2010). Processamento auditivo e consciência fonológica em crianças com aquisição de fala normal e desviante. *Pró-Fono Revista de Atualização Científica*, 22(4), 497-502.

Reis, T. G., Dias, R. F., & Boscolo, C. C. (2018). Conhecimento de professores sobre processamento auditivo central pré e pós-oficina fonoaudiológica. *Rev. Psicopedagogia*, 35(107), 129-41.

Santos, M. S. d., Santos, S. S. d., & Lourinho, L. A. (2020). A importância da identificação precoce do distúrbio do processamento auditivo central e suas interferências na aprendizagem. *Research, Society and Development journal*, 1-17. Retrieved from https://www.rsdjournal.org/index.php/rsd/article/view/6690/6151.

Sartori, A. A. T. K., Delecrode, C. R., & Cardoso, A. C. V. (2019). Processamento auditivo (central) em escolares das séries iniciais de alfabetização. *CoDAS*, 31(1), e20170237. https://doi.org/10.1590/2317-1782/20182018237.

Signor, R. C. F, Vieira, S. K., Berberian, A. P., & Santana, A. P. (2018). Distúrbio de processamento auditivo x dificuldade de leitura e escrita: há uma relação? *Rev. Bras. Linguíst. Apl.*, 18(3), 581-607.

Stampa, M. (2012). *Aprendizagem e Desenvolvimento das Habilidades Auditivas. Entendendo e Praticando na Sala de Aula* (2 ed.). Wak.

Steinbrink, C., Knigge, J., Mannhaupt, G., Sallat, S., & Werkle, A. (2019). Are temporal and tonal musical skills related to phonological awareness and literacy skills? Evidence from two cross-sectional studies with children from different age groups. *Front Psychol.*, 10(16), 805. http://dx.doi.org/10.3389/fpsyg.2019.00805.

Silva, T. A. G. d., & Barbosa, J. S. L. (2017). *Distúrbio do Processamento Auditivo Central: A importância do diagnóstico precoce para o desenvolvimento da criança*. 10º Encontro Internacional de Formação de Professores e 11º Fórum Permanente de Inovação Educacional. Recuperado de https://eventos.set.edu.br/enfope/article/view/4989/1775.

Souza, C. A., Escarce, A. G., & Lemos, S. M. A. (2019). Competência leitora de palavras e pseudopalavras, desempenho escolar e habilidades auditivas em escolares do ensino fundamental. *Audiol Commun Res*, 24, e2018.

Souza, C. A., Marques, D. C., Escarce, A. G., & Lemos, S. M. A. (2020). Processamento auditivo central e processos de leitura em crianças e adolescentes: revisão integrativa. *Audiol Commun Res.*, 25, e2366.

Souza, M. A., Passaglio, N. J. S., & Lemos, S. M. A. (2016). Alterações de linguagem e processamento auditivo: revisão de literatura. *Rev. CEFAC*, 18(2), 513-19.

Souza, M. A., Passaglio, N. J. S., Souza, V. C., Scopel, R. R., & Lemos, S. M. A. (2015). Ordenação temporal simples e localização sonora: associação com fatores ambientais e desenvolvimento de linguagem. *Audiol Commun Res*, 20(1), 24-31.

TRANSTORNO DO PROCESSAMENTO AUDITIVO CENTRAL E POSSÍVEIS COMORBIDADES

Aline Rejane Rosa de Castro

Nárli Machado do Nascimento

Nosso objetivo com este capítulo é apresentar uma visão generalista sobre a relação entre o processamento auditivo central, suas alterações e possíveis comorbidades. Buscamos explorar as características que direcionam o diagnóstico diferencial e a abordagem assertiva com crianças e adolescentes, cujo comportamento se manifesta por uma ou mais dificuldades na complexa interseção entre audição, linguagem e cognição.

TRANSTORNO DO PROCESSAMENTO AUDITIVO CENTRAL

A percepção auditiva, também conhecida como processamento auditivo central, é um conjunto de habilidades específicas das quais o indivíduo depende para compreender o que recebe via audição. É uma atividade que envolve processos e operações mentais, ou seja, é uma função cerebral. No caminho do som entre a orelha e o cérebro, chamado de via auditiva, podem ocorrer "bloqueios" nas estruturas, funções e mecanismos relacionados à transmissão, transdução, interpretação e modulação das informações acústicas, resultando no transtorno do processamento auditivo central (TPAC). A disfunção que caracteriza o TPAC pode ocorrer devido a um déficit específico das vias auditivas centrais ou de forma secundária à uma privação auditiva de origem periférica. Em ambos os casos, o TPAC pode ocorrer como uma condição isolada ou em associação com outros transtornos. Neste contexto, é frequente que as manifestações do TPAC coexistam com queixas relacionadas à linguagem, aprendizagem e comunicação em crianças e adolescentes, o que gera dúvidas e questionamentos sobre sua natureza e, até mesmo, sua existência enquanto uma entidade clínica definida.

O TPAC pode ser definido como um déficit em um ou mais processos auditivos centrais, sendo caracterizado por uma ou mais alterações nas habilidades de localização/lateralização, discriminação auditiva, desempenho com sinais acústicos degradados ou competitivos, reconhecimento de padrões auditivos e dos aspectos temporais da audição como resolução, mascaramento, integração e ordenação temporal (American Speech-Language-Hearing Association, 2005). As habilidades auditivas (processo bottom-up) são afetadas pela maturidade de desenvolvimento das vias auditivas centrais e compartilham vias, estruturas e mecanismos fisiológicos com processos superiores responsáveis pela memória, atenção, linguagem e funções executivas (processo top-down) (American Academy of Audiology, 2010; Murphy et al., 2013; Prando et al., 2010). Entretanto, o TPAC é decorrente de um déficit na modalidade auditiva, de origem neurobiológica, que pode coexistir com outros transtornos, mas não é consequência deles (Teri J. Bellis & Jorgensen, 2014; Musiek et al., 2005).

Os fatores de risco para o TPAC podem incluir alterações genéticas, distúrbios neurológicos (por exemplo, traumatismo craniano, lesões cerebrais, infecção por meningite), otite média (infecção de ouvido) recorrente ou outros tipos de privação sensorial auditiva, além de fatores pré-natais/neonatais (por exemplo, anóxia, infecção por citomegalovírus, hiperbilirrubinemia, baixo peso ao nascer e prematuridade) (G. Chermak & Musiek, 2014; Dawes et al., 2008).

Os sintomas de TPAC são bastante variados, dentre eles: dificuldade para compreender a fala na presença de ruído ou de outros sons competitivos, em ambientes com reverberação acústica ou quando a velocidade de fala é mais rápida; entender mensagens de forma errada; dar respostas inconsistentes ou inapropriadas a perguntas; pedidos frequentes de repetição do que ouviu; dificuldade em localizar de onde vem o som; dificuldade em seguir instruções e ordens complexas; falta de concentração ou dificuldade em sustentar a atenção em uma tarefa; dificuldade em perceber entonação, pistas acústicas e prosódicas na fala; dificuldade em distinguir palavras semelhantes ou ouvir ao telefone; pobre habilidade ou desinteresse por música; dificuldade em aprender novos idiomas ou assimilar conteúdos não familiares; dificuldade de escuta e dificuldades acadêmicas (American Academy of Audiology, 2010).

Devido à heterogeneidade das manifestações, o TPAC pode ser erroneamente diagnosticado ou mesmo confundido com alguns transtornos do neurodesenvolvimento que envolvam as entradas sensoriais e as respostas e habilidades do indivíduo, por exemplo. Além disso, crianças com achados semelhantes na avaliação do PAC podem manifestar comportamentos diferentes na escola ou em outros ambientes, frente a situações desafiadoras de escuta. Ou seja: não existe um conjunto de sintomas exclusivo do TPAC. E, por isso, é muito importante que os profissionais que lidam com o desenvolvimento da criança e do adolescente saibam reconhecer os sinais de alerta para o TPAC e de algumas condições de saúde, que atuam como comorbidades (G. Chermak & Musiek, 2014).

TPAC E POSSÍVEIS COMORBIDADES

Comorbidade é a existência de duas ou mais condições de saúde, simultaneamente, em um mesmo indivíduo, tendo uma a possibilidade de potencializar a manifestação da outra e vice-versa. Nosso cérebro é um órgão integrado. Assim, redes neurais de sistemas diferentes compartilham substratos neurofisiológicos, mecanismos e processos, sendo esta a raiz de muitas comorbidades frequentes. Estima-se que o TPAC isolado ocorra em 2 a 5% dos escolares. A grande maioria dos casos de TPAC ocorrem em comorbidade com problemas de linguagem, de aprendizagem e de comunicação, compartilhando destas redes neurais (Bamiou et al., 2001; Brenneman et al., 2017; G. Chermak & Musiek, 2014; Gail D. Chermak et al., 2017; DeBonis, 2015; McDermott et al., 2016; Moore et al., 2013; Sharma et al., 2009).

Queixas como dificuldade na alfabetização, falta de concentração ou desatenção nas tarefas, dificuldade de compreensão, dificuldade de organização, atrasos de fala, linguagem inadequada para a idade, trocas e erros na fala e na escrita, leitura deficiente, baixo rendimento e repetência escolar são comuns a diversas condições de saúde, dentre elas o TPAC e os transtornos do neurodesenvolvimento. A maioria das pesquisas realizadas em crianças que apresentam sintomas característicos do TPAC tem sido desenvolvidas em populações com Transtorno de Déficit de Atenção e Hiperatividade (TDAH), Dislexia,

Transtorno do Desenvolvimento da Linguagem (TDL) e Transtorno do Espectro Autista (TEA). A principal convergência entre estes transtornos é o comprometimento funcional nos níveis pessoal, social, acadêmico ou ocupacional que causam ao indivíduo (American Psychiatric Association, 2013; Dawes et al., 2008; DeBonis, 2015.

É importante ressaltar que, além dos transtornos do neurodesenvolvimento, outras condições de saúde não investigadas ou menos descritas na literatura também podem coexistir com o TPAC ou mimetizar seus sintomas, tornando ainda mais complexo e desafiador o processo diagnóstico deste transtorno.

Trazendo a teoria para o contexto escolar, podemos ter uma criança com dificuldade em compreender e dar uma resposta adequada aos comandos verbais, comportamento comum ao TPAC e ao TDL. Ou um aluno disperso, que não consegue manter a atenção ou se concentrar nas tarefas, queixa típica no TPAC e também no TDAH. Ou então, uma criança que se incomoda muito com o barulho da sala, que não consegue prestar atenção e assimilar o conteúdo em ambientes ruidosos, comportamentos que podem ser comuns ao TPAC e ao TEA. E ainda, aquela criança que lê mais lentamente e com dificuldade, que troca letras na escrita e demonstra uma característica comum ao TPAC e à dislexia (Bamiou et al., 2001; G. Chermak & Musiek, 2014; de Wit et al., 2018; Moore et al., 2013; Sharma et al., 2009).

Não é raro, portanto, que um aluno em sala de aula apresente dificuldades em prestar atenção no que é dito pelos professores, não execute tarefas - da maneira como foram solicitadas - demonstre inquietação durante as aulas, não consiga finalizar as atividades e peça para que o professor repita algumas vezes a mesma informação que acabou de ser transmitida. Conforme mencionado anteriormente, estas e outras manifestações podem fazer parte de diversas alterações, dentre elas, do TPAC. Se não forem bem encaminhadas, diagnosticadas e tratadas, estas alterações podem culminar em mau desempenho escolar e receber os mais diversos e equivocados diagnósticos. Desta forma, é fundamental que as manifestações sejam bem compreendidas e que o diagnóstico diferencial entre o TPAC e outros quadros seja realizado por profissionais habilitados.

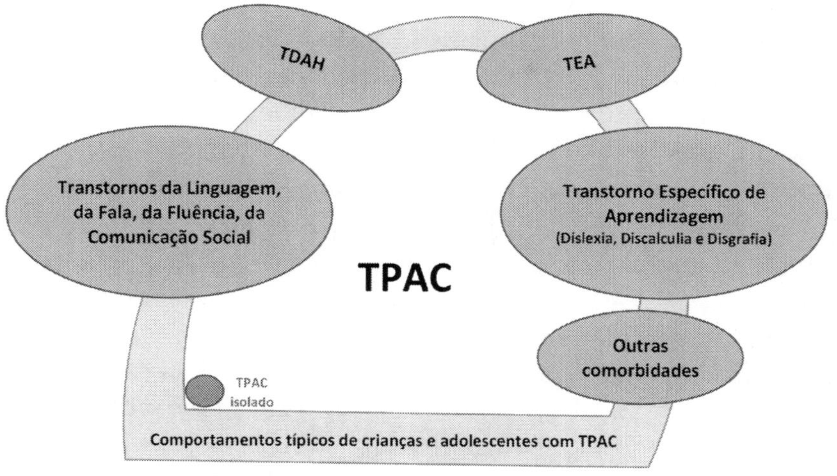

Figura 1 – Transtorno do Processamento Auditivo Central (TPAC) e possíveis comorbidades.

Algumas crianças e alguns adolescentes apresentam comportamentos típicos do TPAC, mas não tem este ou qualquer outro transtorno que os justifique. Outras, apresentam tais sintomas e não tem TPAC, mas podem outras condições de saúde que também levam a estes comportamentos. Há também aqueles indivíduos que apresentam dificuldades decorrentes do TPAC, podendo ser este um transtorno isolado ou associado a outros transtornos e comorbidades.

Fonte: Figura elaborada pelas autoras.

TPAC E TDAH

De acordo com o Manual Diagnóstico e Estatístico de Transtornos Mentais (DSM-5) o TDAH é definido como um dos transtornos que têm início no período do desenvolvimento da criança e é caracterizado por um padrão de desatenção e/ou hiperatividade-impulsividade. Os critérios diagnósticos para este transtorno são específicos e levam em conta o padrão persistente dos vários sintomas, a idade em que eles surgiram, a presença deles em dois ou mais ambientes e a interferência deles no desenvolvimento e no funcionamento social ou acadêmico da criança ou do adolescente (American Psychiatric Association, 2013).

Pessoas com TDAH podem ter problemas para processar informações sensoriais, incluindo informações auditivas. Lanzetta-Valdo e colaboradores (2017) realizaram um estudo com crianças e adolescentes brasileiros e observaram que, em comparação com crianças neurotípicas, aquelas com TDAH tiveram desempenho rebaixado em testes de PAC quando não medicadas com metilfenidato (princípio ativo de drogas, como a Ritalina®). O TDAH afeta as funções executivas, a atenção e o controle inibitório. Isso pode tornar mais difícil para crianças e adolescentes processarem informações acústicas, interpretar sons ou distinguir um som do outro, principalmente em ambientes de distração.

Uma revisão sistemática demonstrou que crianças com TPAC apresentam comportamentos e dados psicométricos semelhantes às crianças com TDAH, além de ser possível que uma pessoa tenha comorbidade entre TDAH e TPAC e destes com outros transtornos do neurodesenvolvimento (de Wit et al, 2018). A busca pela compreensão de sintomas de TDAH e de TPAC e do diagnóstico diferencial entre os dois transtornos ocorre há algum tempo (Teri James Bellis et al., 2011; Cavadas et al., 2007; Gail D. Chermak et al., 1999). As conclusões reveladas nestes estudos apontam para o fato de que, embora estes transtornos apresentem perfis clínicos sobrepostos, tanto o TDAH, como o TPAC podem ser considerados entidades clínicas diferentes (Gail D. Chermak et al., 1999); o desempenho de crianças e adolescentes com TDAH em tarefas de processamento auditivo foi pior nos casos em que havia presença de transtornos de aprendizagem e da comunicação (Cavadas et al., 2007) e que o grupo de crianças com TPAC apresentou pior desempenho nos testes de padrões auditivos e visuais, em relação aos grupos de crianças com TDAH e com desenvolvimento típico (Teri James Bellis et al., 2011).

A caracterização dos sinais comportamentais presentes no TDAH e no TPAC também foi descrita na literatura (G. D. Chermak et al., 1998; Pereira et al., 2013). No primeiro estudo, fonoaudiólogos e pediatras classificaram os sintomas comuns ao TDAH e ao TPAC. Dentre os 41 sintomas elencados, apenas a desatenção e a distração foram consideradas comuns aos dois transtornos. O segundo estudo mencionado investigou a percepção de alguns dos profissionais que atuam no diagnóstico e na intervenção destes transtornos, no Brasil. Deste estudo participaram médicos, fonoaudiólogos, psicólogos e pedagogos, que classificaram alguns sinais comportamentais como mais evidentes no TPAC e outros no TDAH. No caso do TDAH, a distração, a desatenção, a dificuldade em brincar silenciosamente, o pouco autocontrole, a pressa, a impulsividade e a falta de persistência foram os principais sinais mencionados. Para o TPAC, sinais como dificuldade em seguir instruções orais, habilidade de associação auditiva ruim, dificuldade em ouvir em ambiente ruidoso, dificuldade em discriminar fala e déficit na atenção auditiva sustentada, seletiva e dividida foram os mais citados. O estudo destacou ainda a recomendação dos profissionais participantes, quanto à necessidade de avaliação por equipe multidisciplinar nos casos em que, tanto o TDAH, como o TPA estejam presentes.

Neste sentido, um dos principais aspectos que deve ser considerado nos casos de TPAC e de TDAH diz respeito ao entendimento do que é avaliado em cada caso. Na avaliação da função perceptual auditiva há demanda de outras funções, como a atenção, a memória de trabalho e as funções executivas, consideradas funções neuropsicológicas. Desta forma, é necessário considerar que as habilidades de processamento auditivo apresentam correlações com as funções neuropsicológicas mencionadas. Assim, em relação à forma de apresentação desatenta do TDAH, é necessário considerar os aspectos perceptuais auditivos. Caso contrário, o diagnóstico de TDAH pode ser equivocado (Prando et al., 2010).

Então, quais comportamentos do aluno podem levantar suspeitas sobre a presença de TPAC ou de TDAH? A seguir, apresentamos algumas características frequentemente encontradas nestes transtornos.

TPAC	TDAH
Dificuldade em acompanhar conversas, principalmente as longas · Distrai-se facilmente com o ruído de fundo, muitas vezes sons que a maioria das pessoas não percebe · Geralmente capaz de focar e prestar atenção em ambientes silenciosos · Precisa de mais tempo para processar as informações ouvidas, demora ou tem um atraso para responder · Frequentemente pede às pessoas que repitam o que disseram, mesmo se estiver prestando atenção · Entende errado perguntas faladas ou tem dificuldade para responder quando uma pergunta é feita verbalmente. · Esquece as informações ouvidas · Muitas vezes responde com "hein?" ou ö que?" · Tem fadiga auditiva, principalmente após conversas ou aulas mais longas	Dificuldade para se concentrar durante uma conversa, parecendo distraído ou preocupado · Facilmente distraído por estímulos ambientais (visuais, auditivos, olfativos etc) ao seu redor · Normalmente fica desatento, distraído e/ou hiperativo em qualquer ambiente · Tende a ser afobado, dando respostas antes que mesmo de terminar de ouvir uma pergunta. · Pode hiperfocar em uma atividade que realmente gosta e não responder a outros estímulos do ambiente (parece ouvir apenas quando quer) · · Interrompe a fala das pessoas · Esquece-se de atividades da rotina diária, como fazer a lição de casa, levar o lanche para escola etc · Dificuldade para ficar quieto em um mesmo lugar; se agita e se contorce quando está sentado

TPAC	TDAH
· Pode confundir sons semelhantes e ter problemas com a consciência fonêmica · Evita ou tem dificuldade com tarefas de compreensão auditiva · Prefere ler silenciosamente à leitura voz alta dele ou de outros · Sensível a ruídos altos, pode ficar irritado e tapar os ouvidos em ambientes ruidosos · Pode ter atraso ou trocas na fala e problemas persistentes de pronúncia · Dificuldade em perceber o contorno acústico e prosódia na fala	· Pode ficar inquieto ao ouvir por tempo mais prolongado · Impulsividade; age sem pensar nas consequências mesmo se tiver maturidade para isso · Dificuldade com organização, priorização e planejamento · Fica "fora do ar" com frequência · Pode ter um temperamento explosivo · Tendência a cometer erros por descuido ou por não prestar atenção a detalhes · Pode falar excessivamente

Quando o aluno apresenta vários destes sintomas, de ambas as colunas, é provável que ele possua ambas as alterações, em comorbidade, com maior ou menor expressão em seu comportamento. As distrações que impactam diretamente a performance do indivíduo com TPAC são essencialmente auditivas, enquanto no TDAH, qualquer modalidade sensorial (visual, olfativa, cinestésica etc) pode ser o gatilho para a distração, desatenção e queda de performance. Por exemplo, um aluno com TPAC pode não ser capaz de fazer uma tarefa que exija dele ouvir o conteúdo apresentado pelo professor, mas apresentar menos dificuldade com um teste da mesma habilidade que exija leitura. No entanto, distinguir uma condição de outra torna-se ainda mais difícil se houverem outras dificuldades de aprendizagem, como a dislexia. Alguns sintomas mais específicos do TPAC que podem ajudar a distingui-lo do TDAH incluem:

- Dificuldade em localização da fonte sonora;
- Dificuldade para aprender e/ou apreciar música;
- Dificuldade na compreensão de fala ou em decodificar conteúdos verbais complexos;
- Dificuldades de audição, mesmo quando ouve atentamente;
- Algumas alterações nos testes específicos para avaliação do PAC.

Para alunos com comorbidade entre TDAH e TPAC é importante, ou mesmo indispensável, que o ambiente acústico e o acesso à fala do professor sejam de ótima qualidade. Além do controle do nível de ruído e outras distrações, o uso de tecnologias auditivas como os sistemas de microfone remoto pode ser uma ferramenta útil para facilitar a escuta e a capacidade de manutenção da atenção no estímulo auditivo (voz do professor) no ambiente acadêmico.

TPAC E AUTISMO

O Transtorno do Espectro Autista (TEA), conforme mencionado anteriormente, é um dos Transtornos do Neurodesenvolvimento, caracterizado por dificuldades na interação social e nas habilidades comunicativas (American Psychiatric Association, 2013). Há alterações evidentes quanto ao uso da linguagem da criança ou do adolescente, em contextos específicos. Pode haver comprometimento dos aspectos de compreensão e de emissão da linguagem, o que prejudicaria a avaliação do processamento auditivo central por meio de testes sensíveis aos déficits auditivos. Entretanto, o desempenho inadequado nesta avaliação ou a própria dificuldade de realização dela não significam que a criança com TEA tenha o TPAC.

A hipersensibilidade sensorial, característica de alguns casos de TEA, também pode se manifestar como incômodo ou desconforto a sons, tapar as orelhas ou ter reações atípicas em situações de barulho ou escuta competitiva (O'Connor, 2012). Em situações com ruído de fundo ou barulho (por exemplo, uma sala de aula), o cérebro terá que se esforçar mais para ouvir e entender bem. Isso pode resultar em fadiga, distração, irritabilidade e até choro sem motivo aparente. Estes comportamentos atípicos estão presentes tanto no TPAC quanto no TEA e, principalmente nas crianças e adolescentes que apresentam comorbidade entre estes transtornos.

As respostas neurais durante situações de escuta complexa são mais rápidas e robustas em pessoas com desenvolvimento típico que naqueles com TEA. Um estudo realizado com adolescentes americanos revelou uma relação diretamente proporcional entre a percepção de fala e desenvolvimento de linguagem e a habilidade de figura-fundo (capacidade do cérebro em filtrar os ruídos e prestar atenção à fala) no grupo de indivíduos com TEA. As pesquisadoras analisaram a habilidade de reconhecimento auditivo de 27 adolescentes típicos, 27 com TEA e alta fluência verbal, e 20 com TEA e baixa fluência verbal, ao ouvirem seu próprio nome em ambientes de escuta simples e complexa. Os adolescentes com TEA e baixa fluência verbal demonstraram respostas neurais significativamente piores ao diferenciar o som do próprio nome do nome de outra pessoa em um ambiente barulhento quando comparados aos outros grupos. Ou seja, os adolescentes com TEA que não haviam adquirido habilidades mínimas de linguagem oral eram os que apresentavam um processamento auditivo menos funcional ou com mais "bloqueios" evidenciados nos testes eletrofisiológicos(Schwartz et al., 2020). A generalização dos achados deste e de outros estudos indicam que os transtornos da comunicação que se perpetuam na adolescência podem ter origem tanto em problemas nas habilidades auditivas, como ser consequência de déficits globais, em altas habilidades ou multimodais, e na comorbidade entre eles.

TPAC E TRANSTORNOS DA LINGUAGEM, DA FALA, DA FLUÊNCIA E DA COMUNICAÇÃO SOCIAL

Na estreita relação entre audição, linguagem e comunicação, diversos estudos demonstraram que pode haver coocorrência do TPAC com Transtornos da Linguagem, da Fala, da Fluência e da Comunicação Social. Uma condição, em especial, denominada Transtorno do Desenvolvimento da Linguagem, (TDL), é caracterizada por problemas persistentes na linguagem – de compreensão ou de produção - que afetam a rotina diária da criança, na ausência de uma condição biomédica específica (Bishop, 2017). Estes problemas persistentes na linguagem podem englobar aspectos como o atraso na emissão das primeiras palavras e na formação de frases, a fala de difícil compreensão e a dificuldade em entender palavras extensas e mais complexas, por exemplo. Uma vez que a presença do TPAC não exclui o TDL, é extremamente importante que as manifestações sejam avaliadas, a fim de que o diagnóstico e o tratamento para ambos os transtornos sejam bem conduzidos.

As crianças com TDL apresentam atraso e distúrbios no desenvolvimento de sua compreensão (linguagem receptiva) e uso da linguagem (linguagem expressiva). Dentre as principais dificuldades apresentadas por alunos com TDL, destacam-se:

- história de atraso no desenvolvimento da linguagem;
- dificuldade de compreensão em diferentes níveis de complexidade;
- vocabulário limitado / restrito;

- gramática pobre;
- dificuldade na formulação de frases, mesmo em estruturas mais simples;
- dificuldade no resgate lexical (encontrar palavras adequadas ao contexto);
- poucas habilidades pragmáticas.

As crianças com TDL podem ter excelentes habilidades de decodificação, mas lutam com a compreensão de leitura e, portanto, essas dificuldades podem ser perdidas nos primeiros anos escolares porque parecem ser "bons leitores". Nos anos subsequentes, as deficiências linguísticas podem impactar negativamente a capacidade do aluno de lidar com o aumento de complexidade do currículo escolar e demandas de aprendizado. Estes alunos terão dificuldade principalmente em tarefas que exijam compreensão textual, elaboração de discurso e escrita, como uma redação (Crestani et al, 2013).

Um estudo nacional avaliou a correlação entre processamento temporal (teste padrão de frequência) e alteração de linguagem (Testes de Compreensão de Complexidade Sintática) em 216 crianças com desenvolvimento típico de linguagem e sete crianças com TDL. Observou-se que, além do resultado significativamente pior no teste linguístico, o grupo com TDL demonstrou desempenho abaixo da normalidade na tarefa de processamento temporal, sugerindo correlação entre dificuldade na ordenação temporal e discriminação auditiva e déficits no processamento de linguagem complexa (Fortunato-Tavares et al, 2009).

Estudos demonstraram que as dificuldades de percepção de pistas acústicas e aspectos temporais dos sons, presentes no TPAC, estão relacionadas à percepção prejudicada de tonicidade lexical e sintaxe frasal em crianças com TDL, quando comparado a crianças com desenvolvimento típico. Além da percepção auditiva, fatores cognitivos como a memória fonológica, também estão implicados nas dificuldades de linguagem apresentadas no TDL (de Wit et al., 2018; Richards & Goswami, 2015).

Quando os perfis clínicos são descritos minuciosamente, as crianças podem ter apenas TPAC, apenas TDL, ou ambos em comorbidade (Boscariol et al, 2011; Rota-Donahue et al, 2016). Portanto, é essencial garantir que crianças com alterações no desenvolvimento sejam testadas para habilidades de linguagem e PAC (ASHA, 2005; AAA, 2010; Musiek & Chermak, 2014).

TPAC E TRANSTORNO ESPECÍFICO DE APRENDIZAGEM

Outras condições que podem coexistir com alterações do processamento auditivo central são os casos de Transtorno Específico de Aprendizagem, caracterizado por dificuldades persistentes e que trazem prejuízo nas habilidades acadêmicas básicas, tais como leitura, escrita e matemática. Desta forma, se houver prejuízo na leitura e, de acordo com critérios diagnósticos estabelecidos, o diagnóstico relaciona-se à dislexia; se o prejuízo for na escrita, o diagnóstico relaciona-se à disgrafia; se o prejuízo for na matemática, o diagnóstico relaciona-se à discalculia (American Psychiatric Association, 2013).

De acordo com os critérios diagnósticos descritos no DSM-5 para o Transtorno Específico de Aprendizagem, este não pode ser explicado por outras condições, tais como a deficiência intelectual, os problemas de acuidade visual ou auditiva não corrigida, outros transtornos mentais ou neurológicos, adversidade psicossocial, falta de proficiência na língua de instrução acadêmica ou instrução educacional inadequada (American Psychiatric Association, 2013). Contudo, é possível que crianças e adolescentes que tenham Transtorno Específico de Aprendizagem também possam ter TPAC.

Em especial, os casos de dislexia necessitam ser amplamente investigados. Os estudos que buscaram compreender a relação entre as alterações de processamento auditivo e a dislexia revelaram pior desempenho do grupo de crianças com dislexia nos testes de processamento auditivo, em relação ao grupo de crianças sem dislexia (Abdo et al., 2010; King et al., 2003; Murphy & Schochat, 2009; Sharma et al., 2006). Outros estudos indicam que crianças com dislexia apresentam dificuldade em processar características de frequência, duração e velocidade dos fonemas, lentidão na decodificação de sílaba (Goswami et al., 2013), dificuldade na percepção da fala no ruído e inconsistência na resposta auditiva do tronco encefálico para estímulos da fala (Hornickel & Kraus, 2013; Murphy & Schochat, 2009; Oliveira et al., 2013)

O processo de avaliação e diagnóstico da dislexia, assim como de outro Transtorno Específico de Aprendizagem, requer a participação de equipe multidisciplinar, a fim de que, tanto a própria dislexia seja identificada, como a existência de TPAC seja descartada ou confirmada. É possível categorizarmos o diagnóstico de dislexia como fonológica ou profunda e dislexia de compreensão ou superficial. Na dislexia fonológica há maior probabilidade de problemas com pseudopalavras ou palavras desconhecidas e o diagnóstico geralmente é baseado no baixo desempenho em um teste padronizado de fonologia. O disléxico de compreensão tem maior probabilidade de ter problemas com palavras irregulares, que não se enquadram nas categorias habituais, e o diagnóstico é baseado no desempenho normal em um teste padronizado de fonologia e baixo desempenho em um teste padronizado de compreensão de leitura. Crianças com dislexia fonológica podem apresentar em algum ponto do sistema auditivo ascendente ou no nível cortical, por meio de conexões intra-hemisféricas, inter-hemisféricas ou de associação, uma anormalidade de função que resulta na incapacidade da criança processar normalmente a entrada linguística.

Embora muitos sintomas de dislexia se sobreponham ao TPAC, as crianças com TPAC podem apresentar dificuldade em tarefas de ditado, soletração e leitura devido à incapacidade de ouvir os sons da fala com clareza. As habilidades de consciência fonológica (reconhecimento das unidades sonoras que compõem as palavras) são muitas vezes deficientes em crianças com TPAC (King et al, 2003). Pesquisas em estudos de imagens cerebrais e potenciais evocados auditivos (respostas de ondas cerebrais ao som) documentaram que deficiências na codificação neural de elementos acústicos cruciais para diferenciar consoantes (como diferenças sutis de tom e tempo nos sons da fala) contribuem para a pobre diferenciação consonantal e habilidades fonológicas, vistas em crianças com deficiência de leitura (Dawes et al, 2009).

Como o TPAC afeta a capacidade de distinguir sons de sons semelhantes, isso, por sua vez, afeta a capacidade da criança de aprender como as letras representam esses sons. Por exemplo, quando o professor diz "bola" às vezes eles ouvem "bola", mas às vezes podem ouvir "cola", "bala", "gola", "mola", "boca" ou "bota". Então, quando solicitados a soletrar "bola", eles podem escrever "cola". Como as crianças com TPAC geralmente confundem o som das letras, elas podem ter problemas para associar um som específico a uma letra específica (ou seja, b = "bola" não "gola") porque ouvem essa letra pronunciada de maneira diferente a cada vez. Atividades de consciência fonológica, como manipular sons em palavras, também serão difíceis. Por exemplo, quando solicitados a dizer "sal" e depois dizer a palavra novamente, alterando o som "ssss" para "mmm", eles podem ter problemas porque não ouvem consistentemente a diferença nesses sons, ou seja, não terão uma imagem mental precisa para acesso rápido e uso imediato para a manipulação dos sons e palavras. O processo de avaliação e diagnóstico da dislexia, assim como de outro Transtorno Específico de Aprendizagem, requer a participação de equipe multidisciplinar, a fim de que, tanto a própria dislexia seja identificada, como a existência de TPAC seja descartada ou confirmada.

QUANDO SUSPEITAR DO TRANSTORNO DO PROCESSAMENTO AUDITIVO CENTRAL?

O conceito teórico de TPAC já foi apresentado no início deste capítulo. Mas, e na prática? Quando suspeitar que uma criança ou adolescente tem ou não TPAC? E quais comportamentos podem direcionar para o encaminhamento à investigação de outras condições de saúde, como os transtornos do neurodesenvolvimento? O papel da escola, e principalmente do professor, é fundamental na abordagem do TPAC. Alguns sinais de alerta, quando identificados precocemente, podem otimizar o processo de diagnóstico e tratamento do aluno com déficit na função auditiva. E o primeiro passo é a observação de comportamentos implicados nas habilidades auditivas, dentro de sala de aula. O quadro abaixo traz um compilado dos principais comportamentos, característicos de escolares com alteração nas habilidades auditivas. Obviamente, estes comportamentos também podem estar presentes em alunos sem TPAC e naqueles que têm comorbidades (Geffner & Ross-Swain, 2019).

Sinais de alerta para o TPAC a serem observados em sala de aula
Seu aluno ou aluna...
• Não consegue seguir instruções adequadas para a sua idade? O que faz quando não consegue seguir as instruções?
• Fica disperso(a) ou "voando" durante a aula? Em quais condições isso acontece?
• Não consegue acompanhar e participar de discussões em grupo?
• Demonstra dificuldade para entender a fala em situações com degradação acústica ou com a velocidade da fala mais rápida?
• Se distrai facilmente? O que o(a) distrai?
• Precisa frequentemente de repetição ou reformulação do que ouviu? ("Hã?", "O que?")
• Muda de comportamento quando precisa ouvir em ambiente com competição sonora? O que acontece com sua habilidade de escuta nestes ambientes?
• Precisa de suporte para completar tarefas que poderia realizar sozinho(a)?

Sinais de alerta para o TPAC a serem observados em sala de aula

- Fica cansado(a), demonstra fadiga em atividades que exigem mais das habilidade auditivas? O que acontece quando está cansado(a)?
- Desempenha tarefas rotineiras, de sala de aula, sem consistência e precisão?
- Escuta melhor no início do que no final do dia?
- Parece esquecer o que acabou de ouvir, mesmo se estiver prestando atenção?
- Parece ter uma capacidade menor de armazenamento na memória?
- Tem dificuldade em perceber e diferenciar sons como /p/-/b/, /f/-/v/, /t/-/d/, /r/-/l/?
- Consegue aprender via audição, mas tem melhor desempenho em tarefas visuais?
- Não tolera barulhos na sala de aula ou fica agitado e nervoso em ambientes com muita informação ou com poluição sonora?
- Tem dificuldade na leitura em voz alta ou para recontar histórias?
- Confunde instruções, esquece de fazer ou falha em seguir instruções do dever de casa?
- Parece ter uma latência maior para responder a comandos verbais?
- Não consegue acompanhar ditados?
- Confunde palavras semelhantes? Tem dificuldade na soletração?
- Precisa anotar tudo o que ouve, mesmo informações irrelevantes?
- Não consegue acompanhar e interpretar conversas e textos longos?
- Tem pobre habilidade musical e dificuldade na percepção de ritmo e prosódia?
- Está com dificuldade para aprender outro idioma, principalmente nas tarefas de escuta?

Se um ou mais destes comportamentos for consistentemente observado na rotina do aluno, é importante que este seja encaminhado para avaliação especializada. Apesar de o fonoaudiólogo ser o profissional que aplica os testes acusticamente controlados que compõem a bateria de avaliação das habilidades auditivas, o diagnóstico diferencial do TPAC deve ser multidisciplinar e integrado, pois exige também o estudo e observação de outros processos e mecanismos, como a linguagem, a cognição e as funções executivas, para que sejam identificadas possíveis comorbidades e transtornos mais globais que devam ser priorizados ou considerados no acompanhamento terapêutico deste aluno (Teri J. Bellis & Jorgensen, 2014).

Neste capítulo, o nosso objetivo não foi o de esgotar as possibilidades de discussão a respeito do TPAC e de possíveis comorbidades, mas o de apresentar algumas das manifestações que se apresentam de maneira frequente, em sala de aula. A identificação dos sinais de TPAC pode ser o passo mais importante para que a criança ou o adolescente recebam a avaliação e o tratamento adequados. Algumas características, como desinteresse, desorganização e preguiça, observadas em alguns alunos, podem ser, na verdade, o reflexo de grandes dificuldades nas habilidades auditivas. Assim, o conhecimento a respeito destas manifestações é fundamental para que os suportes acadêmicos, ambientais e terapêuticos necessários para superar suas dificuldades e minimizar impactos negativos em sua qualidade de vida ocorram de maneira otimizada.

REFERÊNCIAS

Abdo, A. G. R., Murphy, C. F. B., & Schochat, E. (2010). Habilidades auditivas em crianças com dislexia e transtorno do déficit de atenção e hiperatividade. *Pro-Fono*. https://doi.org/10.1590/S0104-56872010000100006

American Academy of Audiology. (2010). Guidelines for the Diagnosis, Treatment and Management of Children and Adults with Central Auditory Processing Disorder. *American Academy of Audiology*, *August*, 51.

American Psychiatric Association. (2013). American Psychiatric Association, 2013. Diagnostic and statistical manual of mental disorders (5th ed.). In *American Journal of Psychiatry*. https://doi.org/10.1176/appi.books.9780890425596.744053

American Speech-Language-Hearing Association.(2005). (Central) Auditiory Processing Disorder - The Role of the Audiologist. *American Speech-Language-Hearing Association*.

Bamiou, D. E., Musiek, F. E., & Luxon, L. M. (2001). A etiology and clinical presentations of auditory processing disorders - A review. *Archives of Disease in Childhood*. https://doi.org/10.1136/adc.85.5.361

Bellis, Teri J., & Jorgensen, L. E. (2014). Aging of the auditory system and differential diagnosis of central auditory processing disorder in older listeners. In F. E. Musiek & G. D. Chermak (Eds.), *Handbook of central auditory processing disorder: auditory neuroscience and diagnosis* (2nd ed., pp. 598–642). Plural Publishing.

Bellis, Teri James, Billiet, C., & Ross, J. (2011). The utility of visual analogs of central auditory tests in the differential diagnosis of (central) auditory processing disorder and attention deficit hyperactivity disorder. *Journal of the American Academy of Audiology*. https://doi.org/10.3766/jaaa.22.8.3

Bishop, D. V. M. (2017). Why is it so hard to reach agreement on terminology? The case of developmental language disorder (DLD). In *International Journal of Language and Communication Disorders*. https://doi.org/10.1111/1460-6984.12335

Brenneman, L., Cash, E., Chermak, G. D., Guenette, L., Masters, G., Musiek, F. E., Brown, M., Ceruti, J., Fitzegerald, K., Geissler, K., Gonzalez, J., & Weihing, J. (2017). The relationship between central auditory processing, language, and cognition in children being evaluated for central auditory processing disorder. *Journal of the American Academy of Audiology*, *28*(8), 758–769. https://doi.org/10.3766/jaaa.16119

Boscariol, M., Guimarães, C. A., Hage, S. R. d. V., Garcia, V. L., Schmutzler, K. M. R., Cendes, F., & Guerreiro, M. M. (2011). Auditory processing disorder in patients with language-learning impairment and correlation with malformation of cortical development. *Brain & Development*, 33(10), 824-831. doi:10.1016/j.braindev.2010.12.006

Cavadas, M., Pereira, L. D., & Mattos, P. (2007). Efeito do metilfenidato no processamento auditivo em crianças e adolescentes com transtorno do deficit de atenção/hiperatividade. *Arquivos de Neuro-Psiquiatria*. https://doi.org/10.1590/s0004-282x2007000100028

Chermak, G. D., Somers, E. K., & Seikel, J. A. (1998). Behavioral signs of central auditory processing disorder and attention deficit hyperactivity disorder. *Journal of the American Academy of Audiology*.

Chermak, G., & Musiek, F. (2014). *Handbook of Central Auditory Processing Disorder: Auditory Neuroscience and Diagnosis* (2nd ed.). Plural Publishing.

Chermak, Gail D., Bamiou, D. E., Iliadou, V., & Musiek, F. E. (2017). Practical guidelines to minimise language and cognitive confounds in the diagnosis of CAPD: a brief tutorial. *International Journal of Audiology*. https://doi.org/10.1080/14992027.2017.1284351

Chermak, Gail D., Hall, J. W., & Musiek, F. E. (1999). Differential diagnosis and management of central auditory processing disorder and attention deficit hyperactivity disorder. In *Journal of the American Academy of Audiology*.

Crestani, A. H., Oliveira, L. D., Vendruscolo, J. F., Ramos-Souza, A. P. (2013). Distúrbio específico de linguagem: a relevância do diagnóstico inicial. *Revista CEFAC* . https://doi.org/10.1590/S1516-18462012005000105

Dawes, P., Bishop, D. V. M., Sirimanna, T., & Bamiou, D. E. (2008). Profile and aetiology of children diagnosed with auditory processing disorder (APD). *International Journal of Pediatric Otorhinolaryngology*, 72(4), 483–489. https://doi.org/10.1016/j.ijporl.2007.12.007

Dawes P., Sirimanna T., Burton M., et al. (2009) Temporal auditory and visual motion processing of children diagnosed with auditory processing disorder and dyslexia. *Ear Hear.* doi: 10.1097/AUD.0b013e3181b34cc5

de Wit, E., van Dijk, P., Hanekamp, S., Visser-Bochane, M. I., Steenbergen, B., van der Schans, C. P., & Luinge, M. R. (2018). Same or Different: The Overlap Between Children With Auditory Processing Disorders and Children With Other Developmental Disorders: A Systematic Review. *Ear and Hearing*. https://doi.org/10.1097/AUD.0000000000000479

DeBonis, D. A. (2015). It is time to rethink central auditory processing disorder protocols for school-aged children. *American Journal of Audiology*, 24(2), 124–136. https://doi.org/10.1044/2015_AJA-14-0037

Ferre, J. M. (1997). *Processing power: a guide to CAPD assessment and management.* Communication Skill Builders.

Fortunato-Tavares, T., Rocha, C. N., Andrade, C. R. F. de, Befi-Lopes, D. M., Schochat, E., Hestvik, A. et al. (2009) Processamento linguístico e processamento auditivo temporal em crianças com distúrbio específico de linguagem. *Pró-Fono Revista de Atualização Científica*. https://doi.org/10.1590/S0104-56872009000400003

Geffner, D., & Ross-Swain, D. (2019). *Auditory Processing Disorders: Assessment, Management, and Treatment* (3rd ed.). Plural Publishing.

Goswami, U., Huss, M., Mead, N., Fosker, T., & Verney, J. P. (2013). Perception of patterns of musical beat distribution in phonological developmental dyslexia: Significant longitudinal relations with word reading and reading comprehension. *Cortex*. https://doi.org/10.1016/j.cortex.2012.05.005

Hornickel, J., & Kraus, N. (2013). Unstable representation of sound: A biological marker of dyslexia. *Journal of Neuroscience*. https://doi.org/10.1523/JNEUROSCI.4205-12.2013

Iliadou, V., Chermak, G. D., Bamiou, D. E., Rawool, V. W., Ptok, M., Purdy, S., Jutras, B., Moncrieff, D., Mattsson, T. S., Ferre, J. M., Fox, C., Grech, H., Geffner, D., Hedjever, M., Bellis, T. J., Nimatoudis, I., Eleftheriadis, N., Pedersen, E. R., Weihing, J., ... Musiek, F. E. (2018). Letter to the editor: An affront to scientific inquiry re: Moore, D. R. (2018) Editorial: Auditory processing disorder, ear hear, 39, 617-620. In *Ear and Hearing*. https://doi.org/10.1097/AUD.0000000000000644

King, W. M., Lombardino, L. J., Crandell, C. C., & Leonard, C. M. (2003). Comorbid auditory processing disorder in developmental dyslexia. *Ear and Hearing*. https://doi.org/10.1097/01.AUD.0000090437.10978.1[a]

Lanzetta-Valdo, B.P., Oliveira, G.A., Ferreira, J.T., Palacios, E.M. (2017) Auditory Processing Assessment in Children with Attention Deficit Hyperactivity Disorder: An Open Study Examining Methylphenidate Effects. *Int Arch Otorhinolaryngol*. Https://doi: 10.1055/s-0036-1572526.

McDermott, E. E., Smart, J. L., Boiano, J. A., Bragg, L. E., Colon, T. N., Hanson, E. M., Emanuel, D. C., & Kelly, A. S. (2016). Assessing Auditory Processing Abilities in Typically Developing School-Aged Children. *Journal of the American Academy of Audiology*, 27(2), 72–84. https://doi.org/10.3766/jaaa.14050

Moore, D. R. (2018). Editorial: Auditory Processing Disorder. *Ear and Hearing*. https://doi.org/10.1097/AUD.0000000000000582

Moore, D. R., Rosen, S., Bamiou, D.-E., Campbell, N. G., & Sirimanna, T. (2013). Evolving concepts of developmental auditory processing disorder (APD): a British Society of Audiology APD special interest group "white paper". *International Journal of Audiology*, 52(1), 3–13. https://doi.org/10.3109/14992027.2012.723143

Murphy, C. F. B., LaTorre, R., & Schochat, E. (2013). Association between top-down skills and auditory processing tests. *Brazilian Journal of Otorhinolaryngology*, *79*(6), 753–759. https://doi.org/10.5935/1808-8694.20130137

Murphy, C. F. B., & Schochat, E. (2009). Correlations between reading, phonological awareness and auditory temporal processing. *Pro-Fono : Revista de Atualizacao Cientifica*, *21*(1), 13–18. https://doi.org/10.1590/s0104-56872009000100003

Musiek, F. E., Shinn, J. B., Jirsa, R., Bamiou, D. E., Baran, J. A., & Zaida, E. (2005). GIN (Gaps-In-Noise) test performance in subjects with confirmed central auditory nervous system involvement. *Ear and Hearing*. https://doi.org/10.1097/01.aud.0000188069.80699.41

Neijenhuis, K., Campbell, N. G., Cromb, M., Luinge, M. R., Moore, D. R., Rosen, S., & de Wit, E. (2019). An Evidence-Based Perspective on "Misconceptions" Regarding Pediatric Auditory Processing Disorder. *Frontiers in Neurology*. https://doi.org/10.3389/fneur.2019.00287

O'Connor, K. (2012). Auditory processing in autism spectrum disorder: A review. In *Neuroscience and Biobehavioral Reviews*. https://doi.org/10.1016/j.neubiorev.2011.11.008

Oliveira, J. C., Murphy, C. F. B., & Schochat, E. (2013). Processamento auditivo (central) em crianças com dislexia: avaliação comportamental e eletrofisiológica. *CoDAS*. https://doi.org/10.1590/s2317-17822013000100008

Pereira, V. R. do C., Santos, T. M. M., & Feitosa, M. A. G. (2013). Sinais comportamentais dos Transtornos do Déficit de Atenção com Hiperatividade e do Processamento Auditivo: a impressão de profissionais brasileiros. *Audiology - Communication Research*. https://doi.org/10.1590/s2317-64312013000100003

Prando, M. L., Pawlowski, J., Fachel, J. M. G., Misorelli, M. I. L., & Fonseca, R. P. (2010). Relação entre habilidades de processamento auditivo e funções neuropsicológicas em adolescentes. *Revista CEFAC*. https://doi.org/10.1590/s1516-18462010005000027

Richards, S., & Goswami, U. (2015). Auditory Processing in Specific Language Impairment (SLI): Relations With the Perception of Lexical and Phrasal Stress. *Journal of Speech, Language, and Hearing Research : JSLHR*, *58*(4), 1292–1305. https://doi.org/10.1044/2015_JSLHR-L-13-0306

Rota-Donahue, C., Schwartz, R. G., Shafer, V., Sussman, E. S. (2016) Perception of Small Frequency Differences in Children with Auditory Processing Disorder or Specific Language Impairment. *J Am Acad Audiol*. doi: 10.3766/jaaa.15122

Schwartz, S., Wang, L., Shinn-Cunningham, B. G., & Tager-Flusberg, H. (2020). Neural Evidence for Speech Processing Deficits During a Cocktail Party Scenario in Minimally and Low Verbal Adolescents and Young Adults with Autism. *Autism Research*. https://doi.org/10.1002/aur.2356

Sharma, M., Purdy, S. C., & Kelly, A. S. (2009). Comorbidity of auditory processing, language, and reading disorders. *Journal of Speech, Language, and Hearing Research*. https://doi.org/10.1044/1092-4388(2008/07-0226)

Sharma, M., Purdy, S. C., Newall, P., Wheldall, K., Beaman, R., & Dillon, H. (2006). Electrophysiological and behavioral evidence of auditory processing deficits in children with reading disorder. *Clinical Neurophysiology*. https://doi.org/10.1016/j.clinph.2006.02.001

Witton, C. (2010). Childhood auditory processing disorder as a developmental disorder: The case for a multi-professional approach to diagnosis and management. *International Journal of Audiology*. https://doi.org/10.3109/14992020903289808

RASTREIO DO PROCESSAMENTO AUDITIVO

Inês Martins

Cristiane Nunes

Graça Simões Carvalho

INTRODUÇÃO

A audição desempenha um papel importante no desenvolvimento cognitivo-linguístico da criança. É por meio deste sentido que as informações acústicas são recebidas no cérebro e permitem desenvolver a comunicação. A comunicação, por sua vez, permite o estabelecimento do diálogo entre o emissor e o recetor, contribuindo para o desenvolvimento de várias funções cognitivas. Mas, não basta percecionar o som. É necessário que as informações acústicas sejam compreendidas, para que a comunicação seja eficaz (Nunes, 2015). O sistema auditivo é constituído pelo sistema auditivo periférico (que realiza a captação dos estímulos sonoros), pelo tronco encefálico (que faz a modulação e a integração dos sinais acústicos) e pela região tálamo-cortical (responsável pela geração de respostas cognitivo-linguísticas e emocionais) (Buriti & Rosa, 2014). À medida que o som percorre as diferentes regiões do sistema auditivo periférico e central, ocorre o processamento do som.

O Processamento Auditivo (PA) é responsável pela análise e interpretação dos sinais sonoros percecionados pelo sistema auditivo (Nunes, Pereira & Carvalho, 2013a), e envolve as seguintes habilidades auditivas: localização e lateralização do som, memorização de sequências de informações acústicas, discriminação de sons, identificação dos aspetos temporais do som, descodificação de sons perante sinais acústicos degradados e competitivos (ASHA, 2005).

O Transtorno do Processamento Auditivo Central (TPAC) corresponde a uma alteração heterogênea e complexa caracterizada por uma pobre perceção dos sons da fala, essencialmente em ambientes ruidosos (Moossavi, Mehrkian, Lotfi, Faghihzadeh, & Sajedi, 2014), e resulta da alteração de uma ou várias habilidades auditivas (ASHA, 2005). Geralmente, o diagnóstico de DPAC é feito perante limiares normais de audição e na ausência défices intelectuais (Nunes, Pereira & Carvalho, 2013a).

Há um conjunto de fatores que desencadeiam o surgimento do TPAC, contudo, as causas efetivas são ainda desconhecidas (Nunes, 2015; Nunes, Pereira & Carvalho, 2013a). No entanto, entre as causas mais citadas na literatura referem-se a problemas que surgem durante a gestação ou após o parto, e que consistem essencialmente em alterações na maturação do sistema auditivo, otites recorrentes e crônicas, entre outras (Yalçinkaya & Keith, 2008).

AVALIAÇÃO DO PROCESSAMENTO AUDITIVO

A avaliação das habilidades auditivas pode ser efetuada com recurso a provas comportamentais e testes eletrofisiológicos (ASHA, 2005). A avaliação comportamental deverá incluir testes com estímulos verbais e não verbais que integram uma avaliação formal em cabina, mas também poderá integrar testes dicóticos de rastreio do processamento auditivo. Nessa avaliação formal podem constar os seguintes testes auditivos: testes dicóticos, que avaliam os dois ouvidos em simultâneo em situações de escuta competitiva; testes auditivos de interação binaural; testes que avaliam o processamento temporal, ou seja, a capacidade de analisar e discriminar sons com diferenças temporais; testes que avaliam a habilidade de localização sonora, testes de discriminação auditiva; testes monoaurais de baixa redundância; e testes que avaliam a discriminação de sons com sinais acústicos degradados ou competitivos (ASHA, 2005).

Para a realização de uma avaliação completa e formal do PA, deverá ser aplicado um conjunto mínimo de testes auditivos com o objetivo de avaliar, conforme referido acima, competências do sistema auditivo que se relacionam a diferentes estruturas do sistema nervoso auditivo central e que avaliam pelo menos uma competência associada à análise dicótica, um teste monótico de baixa redundância, um de localização sonora, um temporal e um de interação binaural.

É importante ter em conta a idade da criança na avaliação formal. Os testes comportamentais estão padronizados, na maior parte, para crianças acima dos 7 anos (Nunes, 2015), no entanto, alguns autores colocam que a maturação e o desenvolvimento podem ocorrer até períodos mais tardios até por volta dos 15 anos de idade (Sousa, Didoné & Sleifer, 2017). Desta forma, é fundamental analisar os resultados, tendo os padrões de normalidade para cada teste em cada faixa etária.

A avaliação do processamento auditivo também requer testes especializados, um local apropriado (cabina insonorizada), equipamentos específicos e um profissional (audiologista) especializado no nesta avaliação. Atendendo a todas estas condicionantes, e por ser um exame extenso, de longa duração, nem sempre é fácil a sua realização em larga escala, tampouco em todo o território nacional.

No entanto, e uma vez que nem sempre é possível fazer essa avaliação completa e extensa, existem alternativas mais rápidas para obter alguns dados gerais acerca do PA e que funcionam como uma triagem inicial, que consiste num despiste para verificar se a pessoa apresenta critérios de risco para um encaminhamento ao exame formal, com a maior brevidade ou não. A triagem também pode ser utilizada em crianças abaixo dos sete anos para verificar se apresentam sinais de falhas no desenvolvimento de competências do processamento auditivo, fornecendo informação para orientações sobre uma eventual avaliação formar e iniciar uma intervenção precoce (Nunes, 2012).

É importante salientar que, antes da avaliação do PA propriamente dita, é necessário que seja efetuada uma avaliação auditiva prévia, para excluir/identificar a presença de outros diagnósticos. Essa avaliação prévia deverá incluir: entrevista e preenchimento de um questionário pela família/encarregado de educação, visualização do canal auditivo, timpanometria, reflexos acústicos, audiometria tonal e audiometria vocal (Nunes, 2015). Só por meio desta avaliação é possível garantir que o indivíduo tem um sistema auditivo íntegro.

INSTRUMENTOS PARA A TRIAGEM DO PROCESSAMENTO AUDITIVO

Existem diversos instrumentos que poderão ser utilizados na triagem do Processamento Auditivo. Passaremos a discutir os instrumentos que fazem parte do nosso projeto de pesquisa e que estão em fase de estudo: a) o protocolo de Triagem do Processamento Auditivo (RPA) (Nunes, 2015), b) o protocolo de Análise Informal de Habilidades Auditivas (PAICA) (Nunes & Capellini, 2021), c) o Questionário dos Domínios do Processamento Auditivo (QDPA) (Martins, Carvalho, Nunes & Capellini, 2019), d) e o questionário SAB (Scale of Auditory Behaviors) adaptado para Português (Nunes, Pereira e Carvalho 2013b). Todos estes instrumentos encontram-se normatizados ou em processo de normatização para o Português do Brasil e/ou Português Europeu.

TRIAGEM DO PROCESSAMENTO AUDITIVO (RPA)

O protocolo RPA, originalmente descrito por Pereira e Schochat (1997), foi adaptado e aplicado em Portugal por Cristiane Nunes (2012), tendo obtido valores normativos na população portuguesa, e que confirmaram a relevância destes testes de triagem nesta população.

A pesquisa demonstrou também que os padrões de normalidade não diferem dos encontrados na população brasileira, desta forma os testes foram descritos para serem analisados na triagem da mesma forma que foram descritos na sua versão original (Nunes, 2015), sendo assim aplicados:

- **Teste de Localização Sonora** (LS) (Pereira, 1993): A criança deverá localizar a origem da fonte sonora em 5 diferentes posições, tendo como referência a cabeça (em cima, atrás, em frente, lado esquerdo e lado direito), sendo o guizo o instrumento indicado. A criança deverá permanecer sentada e de olhos fechados durante a realização do teste e poderá errar apenas a localização de uma origem/fonte sonora. Assim ela deverá acertar pelo menos 80% (4 num total de 5 posições).

- **Teste de Memória Sequencial Verbal** (MSV) (Toniolo, 1994): A criança deverá ser capaz de memorizar e discriminar 3 sequências de sons verbais, em diferentes ordenações, utilizando como estímulos as sílabas /pa/, /ta/, /ka/ e /fa/. No fim de ouvir cada sequência, em diferentes ordens, deverá ser capaz de repetir oralmente. Para crianças entre 4 e os 6 anos, indica-se a repetição de sequências com 3 sílabas (retirando para tal a sílaba /fa/), e, para crianças acima dos 6,5 anos ou a frequentar o 1º ano de escolaridade, indica-se a repetição de 4 sílabas. Neste exercício, num total de 3 sequências, seja com 3 ou 4 sílabas, a criança só poderá errar uma sequência, portanto deverá acertar 66% pelo menos dos exercícios realizados.

- **Teste de Memória Sequencial Não Verbal** (MSNV) (Toniolo, 1994): A criança deverá ser capaz de memorizar e discriminar 3 sequências de sons não verbais, em diferentes ordenações, utilizando os sons de 4 instrumentos musicais, sendo eles o guizo, o agogô, o sino e o coco. Ao final de cada sequência ouvida, deverá reproduzi-la na ordem apresentada. Para crianças entre 4 e 6 anos indica-se a repetição de sequências com 3 instrumentos (retirando para tal o agogô), e para crianças acima dos 6,5 anos ou a frequentar o 1º ano, indicamos a sinalização dos 4 instrumentos. Neste exercício, num total de 3 sequências, seja com 3 ou 4 instrumentos, a criança só poderá errar uma sequência, portanto deverá acertar 66% pelo menos dos exercícios realizados.

Resumidamente, os resultados esperados para a triagem de crianças entre 4 e 6 anos são:

- LS – 4 respostas corretas em 5 possíveis (80%).
- MSV com 3 sílabas – 2 respostas corretas em 3 possíveis (66%).
- MSNV com 3 instrumentos – 2 respostas corretas em 3 possíveis (66%).
- Os resultados esperados para crianças acima dos 7 anos são:
- LS – 4 respostas corretas em 5 possíveis (80%).
- MSV com 4 sílabas – 2 respostas corretas em 3 possíveis (66%).
- MSNV com 4 instrumentos – 2 respostas corretas em 3 possíveis (66%).

ESTUDO PILOTO

Num estudo piloto realizado em Portugal (Martins, Nunes, Capellini & Carvalho, 2020), foram avaliadas 54 crianças, que foram agrupadas por idades dando a origem a quatro grupos: 7, 8, 9 e 10-11 anos. Foram excluídas crianças referenciadas com alterações auditivas e intelectuais, bem como crianças com outras necessidades educativas especiais.

A Tabela 1 apresenta os resultados compilados dos testes de LS, MSV e MSNV, com referência aos valores mínimos, máximos e a média, para cada um dos quatro grupos etários, bem como os valores esperados.

As médias dos testes LS e MSNV foram superiores aos resultados esperado, em todos os grupos. Pelo contrário, a média do teste MSV foi inferior aos resultados esperados em 3 dos 4 grupos (8, 9 e 10-11 anos); apenas o grupo dos 7 anos apresenta resultado superior ao resultado esperado.

		RPA		
Idade & Amostra (N)	Valores	LS	MSV	MSNV
7 anos (9)	Min.	3	1	2
	Max.	5	3	3
	Média	4,6	2,2	2,6
	Média esperada	4,0	2,0	2,0
8 anos (19)	Min.	3	0	1
	Max.	5	3	3
	Média	4,8	1,6	2,4
	Média esperada	4,0	2,0	2,0
9 anos (17)	Min.	4	0	1
	Max.	5	3	3
	Média	4,9	1,4	2,7
	Média esperada	4,0	2,0	2,0
10-11 anos (9)	Min.	3	1	1
	Max.	5	3	3
	Média	4,8	1,9	2,6
	Média esperada	4,0	2,0	2,0
Total (54)				

Tabela 1 – Valores dos testes LS, MSV e MSNV (mínimos, máximos e médios) de acordo com a idade e com os resultados esperados

Aplicando o Teste *t*, não foram encontradas diferenças estatisticamente significativas ($p > 0.05$) entre os grupos etários.

A Tabela 2 apresenta os resultados dos testes LS, MSV e MSNV em função do sexo. No teste MSNV foram encontradas diferenças estatisticamente significativas ($p < 0.05$), com as meninas apresentando resultados superiores aos meninos. Nos testes LS e MSV não foram encontradas diferenças estatisticamente significativas ($p > 0.05$) entre meninas e meninos.

Testes	Género	N	Média	P value
LS	F	22	4,77	0,790
	M	32	4,81	
MSV	F	22	1,73	0,800
	M	32	1,66	
MSNV	F	22	2,77	0,017*
	M	32	2,34	

Tabela 2 – Valores médios dos testes LS, MSV e MSNV de acordo com o sexo

* Diferenças estatisticamente significativas ao nível de 95%.

Podemos concluir que, dos três testes (LS, MSV e MSNV), o teste de MSV foi o mais difícil para as crianças, uma vez que, na sua maioria, obtiverem valores inferiores ao esperado (Tabela 1). Resultados similares foram encontrados em crianças com dificuldades de aprendizagem, em que o teste MSV foi aquele que obteve resultados inferiores (Engelmann & Ferreita, 2009; Pelitero, Manfredi & Schneck, 2010). Assim, os resultados deste estudo piloto sugerem que o teste MSV poderá ser usado como sinal de alerta, para uma avaliação formal e exaustiva do PA em crianças com dificuldades de aprendizagem, bem como para a identificação precoce de crianças com possíveis futuras dificuldades de aprendizagem.

Estes dados reforçam os obtidos em estudos anteriores (Martins, Nunes, Capellini & Carvalho, 2020), em que os meninos obtiveram resultados inferiores ao das meninas. Também, estudos similares realizados nos Estados Unidos, em Portugal e no Brasil (Musiek and Chermark, 2007; Nunes, Pereira & Carvalho, 2012; Zampieri et al., 2019) reportam mais meninos com DPAC do que meninas.

Na sequência do estudo do doutoramento realizado por Nunes (2012), foram comparadas 30 crianças sem dificuldades de aprendizagem ou comunicação e 30 crianças com dificuldades de aprendizagem e distúrbios da comunicação para traçar os parâmetros de normalidade de diferentes testes do processamento auditivo, verificou-se que os testes do processamento auditivo apresentam padrões de normalidade entre os 7 e os 9 anos de idade, com curvas ROC (Reveiver Operator Characteristic), as quais demonstram que o teste de memória sequencial verbal e o teste de localização sonora em 8 posições (com oito colunas de som dispostas de 45 em 45 graus ao redor do paciente) também constituem bons testes para avaliar parâmetros de localização e memória sequencial verbal, como demonstramos a seguir.

PORCENTAGEM DE ACERTOS NO MSV (3)

Na Tabela 3, verifica-se que, no grupo normal, as porcentagens de acertos são maiores ou iguais a 66%, enquanto nos do grupo alterado há crianças com porcentagem de acerto igual a 33%. No grupo normal, a porcentagem de crianças com 100% de acertos no teste tende a aumentar com a idade.

Idade	Tipo	MSV (3)			
		33%	66%	100%	Total
7 anos	alterado	7	5	18	30
		23,3%	16,7%	60,0%	100,0%
	normal	0	6	22	28
		0,0%	21,4%	78,6%	100,0%
	Total	7	11	40	58
		12,1%	19,0%	69,0%	100,0%
8 anos	alterado	4	12	14	30
		13,3%	40,0%	46,7%	100,0%
	normal	0	3	27	30
		0,0%	10,0%	90,0%	100,0%
	Total	4	15	41	60
		6,7%	25,0%	68,3%	100,0%
9 anos	alterado	2	9	19	30
		6,7%	30,0%	63,3%	100,0%
	normal	0	1	29	30
		0,0%	3,3%	96,7%	100,0%
	Total	2	10	48	60
		3,3%	16,7%	80,0%	100,0%

Tabela 3 – Distribuições de frequências e porcentagens da Porcentagem de acertos no MSV (3) por tipo em cada idade e total

As médias da porcentagem de acerto por tipo e idade estão representadas no diagrama de dispersão na Figura 1, na qual é observada tendência de aumento das médias com o aumento da idade no tipo normal. O coeficiente de correlação de Pearson apresentado no rodapé da figura também indica essa tendência somente no grupo normal. Assim, o restante da análise foi realizado por idade.

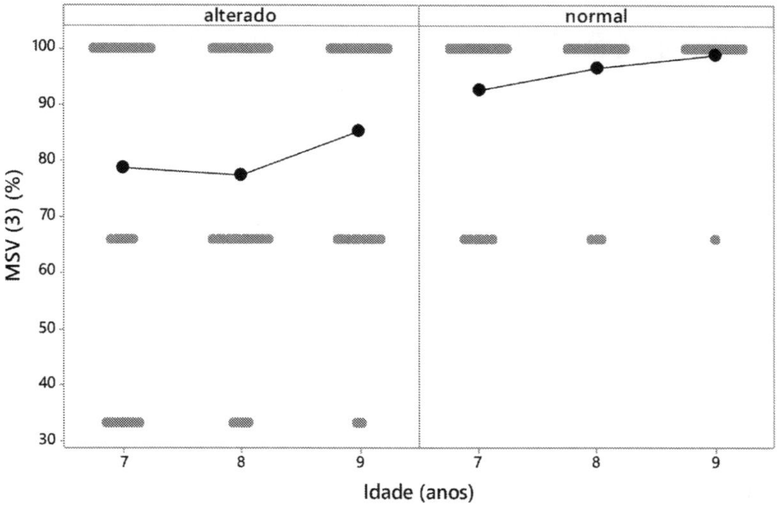

Figura 1 – Diagrama de dispersão da porcentagem de acertos no MSV (3) e a idade nos tipos normal e alterado e médias das porcentagens de acertos

Normal: coeficiente de correlação de Pearson = 0,23 (N = 88; p = 0,031).
Alterado: coeficiente de correlação de Pearson = 0,11 (N = 90; p = 0,300).

O teste da razão de verossimilhanças indicou que o tipo normal tende a ter maiores porcentagens de acertos que o alterado nas três idades consideradas (7 anos: $\chi^2 = 10{,}1$, graus de liberdade (gl) = 2, $p = 0{,}006$; 8 anos: $\chi^2 = 13{,}5$, gl = 2, $p < 0{,}001$; 9 anos: $\chi^2 = 12{,}2$, gl = 2, $p = 0{,}002$).

As curvas ROC do MSV (3), uma para cada idade, estão representadas na Figura 2. Os pontos que correspondem às maiores somas dos valores da sensibilidade e especificidade estão representados por um quadrado e são os pontos mais próximos dos cantos superiores esquerdos dos gráficos. Estes são os pontos ótimos, no sentido de que a eles estão associados os maiores valores de sensibilidade e especificidade simultaneamente.

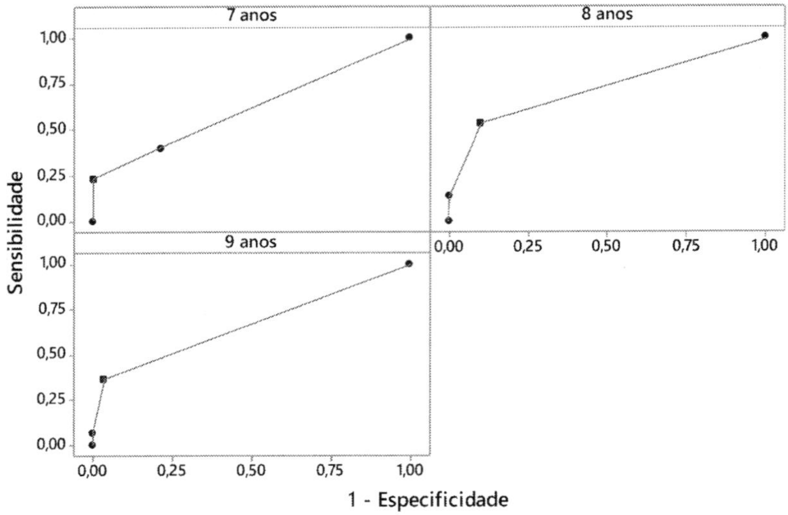

Figura 2 – Curvas ROC para a porcentagem de acertos do MSV (3) para crianças com 7, 8 e 9 anos

Com base nas curvas dos gráficos da Figura 2, obtêm-se os resultados para as coordenadas do ponto ótimo para cada idade, como se apresenta a seguir e na Tabela 4.

CRIANÇAS DE 7 ANOS

As coordenadas do ponto ótimo são: sensibilidade = 0,23 e 1-especificidade = 0, ou seja, especificidade = 1. O valor de corte correspondente a esse ponto é 51,3%. A área sob a curva é 0,62 (intervalo de confiança de 95%: [0,47; 0,76]) e no teste da hipótese de que a área sob a curva é igual a 0,5 foi obtido valor-p = 0,123, ou seja, o MSV (3) não discrimina os dois tipos de crianças com idade de 7 anos.

CRIANÇAS DE 8 ANOS

As coordenadas do ponto ótimo são: sensibilidade = 0,53 e 1-especificidade = 0,10, ou seja, especificidade = 0,90. O valor de corte correspondente a esse ponto é 84,8%. A área sob a curva é 0,72 (intervalo de confiança de 95%: [0,59; 0,85]) e no teste da hipótese de que a área sob a curva é igual a 0,5 foi obtido valor-p = 0,003, ou seja, o MSV (3) tem habilidade para discriminar os tipos normal e alterado em crianças de 8 anos e a discriminação é aceitável.

CRIANÇAS DE 9 ANOS

As coordenadas do ponto ótimo são: sensibilidade = 0,37 e 1-especificidade = 0,03, ou seja, especificidade = 0,97. O valor de corte correspondente a esse ponto é 85,7%. A área sob a curva é 0,67 (intervalo de confiança de 95%: [0,53; 0,80]) e no teste da hipótese de que a área sob a curva é igual a 0,5 foi obtido valor-p = 0,026, ou seja, o MSV (3) tem habilidade para discriminar os tipos normal e alterado em crianças de 9 anos e a discriminação é aceitável.

Idade	Sensitividade	1 – Especificidade	Especificidade
7 anos	1	1	0
	0,4	0,214	0,786
	0,233	0	1
	0	0	1
8 anos	1	1	0
	0,533	0,1	0,9
	0,133	0	1
	0	0	1
9 anos	1	1	0
	0,367	0,033	0,967
	0,067	0	1
	0	0	1

Tabela 4 – Coordenadas das curvas ROC do MSV (3) em crianças com 7, 8 e 9 anos

PORCENTAGEM DE ACERTOS NO MSV (4)

As médias e as medianas da porcentagem de acertos no MSV (4) observadas no tipo normal são maiores que no alterado. Além disso, existe variabilidade nas respostas de ambos os grupos, em todas as idades, como pode ser visualizado na Tabela 5.

Idade	Tipo	N	Média	Desvio padrão	Mínimo	Mediana	Máximo
7	alterado	30	40,9	38,8	0	33	100
	normal	28	67,2	25,9	0	66	100
8	alterado	30	33,2	37,1	0	33	100
	normal	30	78,6	22,5	33	66	100

Idade	Tipo	N	Média	Desvio padrão	Mínimo	Mediana	Máximo
9	alterado	30	56,8	34,3	0	66	100
	normal	30	81,9	21,2	33	100	100
Total	alterado	90	43,6	37,7	0	33	100
	normal	88	76,1	23,8	0	66	100

Tabela 5 – Resumo descritivo da porcentagem de acertos no MSV (4) por tipo em cada idade e total

Observa-se ainda uma tendência de aumento das médias com o aumento da idade no tipo normal, o que é visualizada no diagrama de dispersão da porcentagem de acertos e a idade na Figura 3. O coeficiente de correlação de Pearson apresentado no rodapé da figura também indica essa tendência para os normais. O restante da análise foi feita, então, por idade.

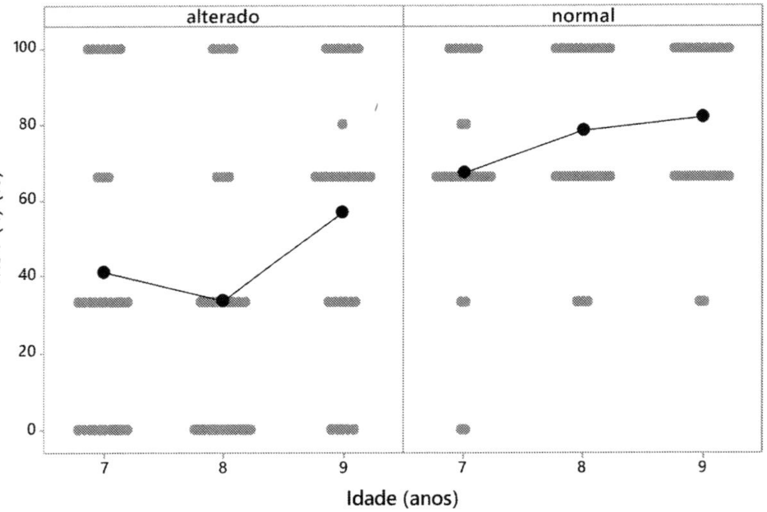

Figura 3 – Diagrama de dispersão da porcentagem de acertos no MSV (4) e a idade nos tipos normal e alterado e médias das porcentagens de acertos

Normal: coeficiente de correlação de Pearson = 0,25 (N = 88; p = 0,019).
Alterado: coeficiente de correlação de Pearson = 0,17 (N = 90; p = 0,103).

O teste de Kruskal-Wallis indicou que o tipo normal tende a ter maiores porcentagens de acertos que o alterado nas três idades consideradas. (7 anos: H = 7,4, gl = 1, p = 0,007; 8 anos: H = 20,2, gl = 1, p < 0,001; 9 anos: H = 8,7, gl = 1, p = 0,003).

Na Figura 4 são encontradas as curvas ROC do MSV (4) em cada idade.

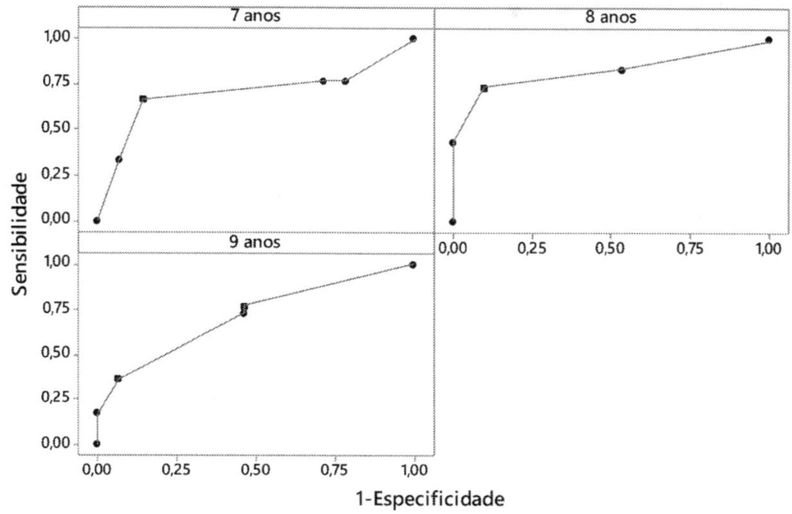

Figura 4 – Curvas ROC para a porcentagem de acertos no MSV (4)

As coordenadas dos pontos que definiram a curva, bem como as especificidades correspondentes a cada uma delas, são encontradas na Tabela 5.

Os pontos que correspondem às maiores somas dos valores das sensibilidades e especificidades estão representados por um quadrado. Com base nas curvas, obtêm-se os resultados para cada idade apresentados a seguir.

CRIANÇAS DE 7 ANOS

As coordenadas do ponto ótimo são: sensibilidade = 0,67 e 1-especificidade = 0, 14, ou seja, especificidade = 0,86. O valor de corte correspondente a esse ponto é 50,7%. A área sob a curva é 0,70 (intervalo de confiança de 95%: [0,56; 0,85]) e no teste da hipótese de que a área sob a curva é igual a 0,5 foi obtido valor-p = 0,009, ou seja, o MSV (4) discrimina os dois tipos de crianças com idade de 7 anos e a discriminação é aceitável.

CRIANÇAS DE 8 ANOS

As coordenadas do ponto ótimo são: sensibilidade = 0,73 e 1-especificidade = 0,10, ou seja, especificidade = 0,90. O valor de corte correspondente a esse ponto é 50,2%. A área sob a curva é 0,73 (intervalo de confiança de 95%: [0,71; 0,94]) e no teste da hipótese de que a área sob a curva é igual a 0,5 foi obtido valor-p = < 0,001, ou seja, o MSV (4) tem habilidade para discriminar os tipos normal e alterado em crianças de 8 anos e a discriminação é aceitável.

CRIANÇAS DE 9 ANOS (SUB3)

Foram obtidos dois pontos igualmente ótimos. Um deles tem como coordenadas sensibilidade = 0,77 e 1-especificidade = 0,47, ou seja, especificidade = 0,53. O valor de corte correspondente a esse ponto é 89,6%. As coordenadas do outro ponto são: especificidade = 0,37 e 1-especificidade = 0,067, ou seja, a especificidade é 0,93. O valor de corte correspondente a este ponto é: 51,0%. A área sob a curva é 0,71 (intervalo de confiança de 95%: [0,57; 0,84]) e no teste da hipótese de que a área sob a curva é igual a 0,5 foi obtido valor-p = 0,005, ou seja, o MSV (4) tem habilidade para discriminar os tipos normal e alterado em crianças de 9 anos, e a discriminação é aceitável.

Idade	Sensibilidade	1-Especificidade	Especificidade
7 anos	1	1	0
	0,767	0,786	0,214
	0,767	0,714	0,286
	0,667	0,143	0,857
	0,333	0,071	0,929
	0	0	1
8 anos	1	1	0
	0,833	0,533	0,467
	0,733	0,100	0,9
	0,433	0	1
	0	0	1
9 anos	1	1	0
	0,767	0,467	0,533
	0,733	0,467	0,533
	0,367	0,067	0,933
	0,167	0	1
	0	0	1

Tabela 6 – Coordenadas das curvas ROC da porcentagem de acertos no MSV (4) em crianças com 7, 8 e 9 anos

PORCENTAGEM DE ACERTOS NO LS

Nota-se na Tabela 6 que as médias e medianas da porcentagem de acertos no LS no tipo normal são maiores que no alterado em todas as idades. Os resultados no tipo alterado são mais heterogêneos do que no normal. Não são observadas tendências de melhora no desempenho no teste com o aumento da idade.

Idade	tipo	N	Média	Desvio padrão	Mínimo	Mediana	Máximo
7	alterado	30	80,3	20,4	25	80	100
	normal	29	94,7	7,8	80	100	100
8	alterado	30	83,0	16,5	40	87,5	100
	normal	30	92,1	13,1	37,5	100	100
9	alterado	30	83,8	17,9	25	87,5	100
	normal	30	91,2	11,4	60	100	100
Total	alterado	90	82,4	18,2	25	87,5	100
	normal	89	92,6	11,0	37,5	100	100

Tabela 7 – Resumo descritivo da porcentagem de acertos no LS por tipo em cada idade e total

Este resultado também pode ser visualizado nos diagramas de dispersão na Figura 5. Os valores do coeficiente de correlação de Pearson da idade e a porcentagem de acertos apresentados no rodapé da tabela não são significativos. Por esta razão, o restante da análise foi efetuado sem considerar a idade da criança.

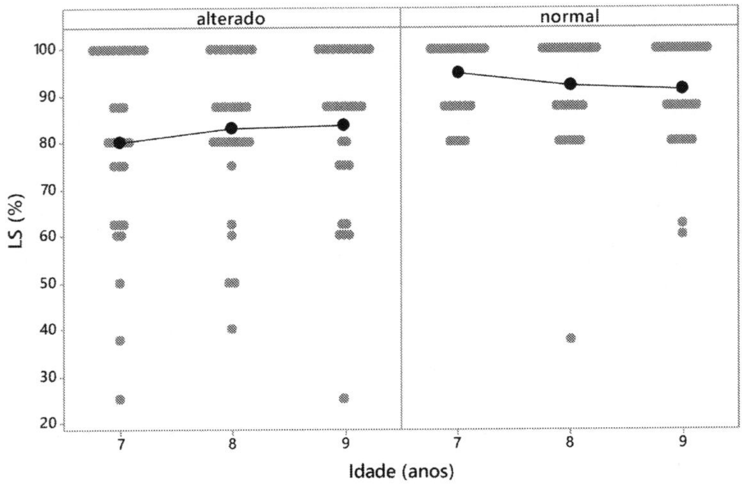

Figura 5 – Diagrama de dispersão da porcentagem de acertos no LS e a idade nos tipos normal e alterado e médias das porcentagens de acertos

Normal: coeficiente de correlação de Pearson = -0,13 (N = 89; p = 0,226).
Alterado: coeficiente de correlação de Pearson = 0,08 (N = 90; p = 0,449).

Pelo teste de Kruskal-Wallis, obteve-se que as porcentagens de acertos no LS no tipo normal tendem a ser maiores que no alterado ($H = 18{,}2$, $gl = 1$, $p < 0{,}001$).

A curva ROC da porcentagem de acertos no LS é apresentada na Figura 6.

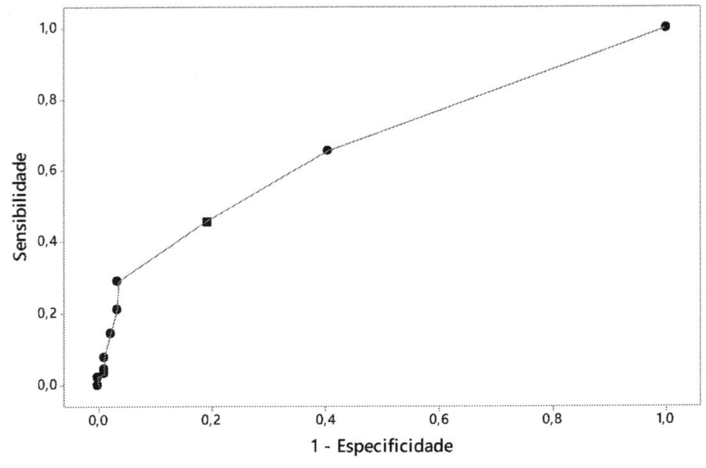

Figura 6 – Curva ROC para a porcentagem de acertos no LS

Os valores da sensibilidade e especificidade associados ao ponto mais próximo do canto superior esquerdo são 0,46 e 0,81, respectivamente. O valor de corte da porcentagem de acertos no LS correspondente a esse ponto é 83,2%. As coordenadas da curva ROC e os valores da especificidade em cada ponto são apresentados na Tabela 8.

Sensitivity LS	1 – Specificity LS	Especificidade LS
1	1	0
0,656	0,404	0,596
0,456	0,191	0,809
0,289	0,034	0,966
0,211	0,034	0,966
0,144	0,022	0,978
0,078	0,011	0,989
0,044	0,011	0,989
0,033	0,011	0,989
0,022	0	1
0	0	1

Tabela 8 – Coordenadas da curva ROC da porcentagem de acertos no LS

A área sob a curva é 0,68 (intervalo de confiança de 95%: [0,60; 0,75]). No teste de que a área sob a curva é igual a 0,5, foi obtido $p < 0,001$, ou seja, o LS tem habilidade para discriminar os tipos normal e alterado, mas a discriminação não é considerada aceitável.

PROTOCOLO DE ANÁLISE INFORMAL DE HABILIDADES AUDITIVAS (PAICA)

O PAICA (Nunes & Capellini, 2021) é um protocolo recente, descrito dentro de um programa completo de rastreio composto por questionários e testes informais auditivos, em português europeu e em português brasileiro, cujo objetivo principal é rastrear todas as crianças que apresentam dificuldades de aprendizagem e queixas auditivas. Desta forma, o protoloco completo sugere também avaliações complementares e questionários, assim como análises junto do sistema acadêmico para verificar o desempenho da criança neste ambiente e traçar um perfil de maior ou menor risco.

No conjunto de protocolos elaborados por Nunes e Capellini (2021), há cinco testes de rastreio auditivo, cujo objetivo é verificar principalmente a memória auditiva, a discriminação dos aspetos temporais (a resolução e o padrão de duração) e a separação binaural. Cada tarefa corresponde a uma faixa de áudio, acompanhada do livro *João o Atleta da Audição*. Os exercícios do PAICA são:

- **Exercício 1**: A criança deve ouvir 5 sequências de 3 sílabas (PA – TA – CA) e 5 sequências de 4 sílabas (PA – TA – CA – FA) e repetir as sílabas na mesma sequência ouvida.

  Pontuação: É concedido 1 ponto, por cada sequência de palavras repetida corretamente.

  Pontuação máxima: 10 pontos.

  Pontuação mínima: 0 pontos.

- **Exercício 2**: A criança deve ouvir 1 número diferente em cada um dos ouvidos, simultaneamente. Deve repetir os números ouvidos no lado direito (5 vezes) e, posteriormente, o número ouvido no lado esquerdo (5 vezes).

  Pontuação: É concedido 1 ponto, por cada dígito nomeado corretamente.

  Pontuação máxima: 10 pontos.

  Pontuação mínima: 0 pontos.

- **Exercício 3**: A criança deve ouvir 2 palavras diferentes em cada um dos ouvidos, simultaneamente. Deve repetir as palavras ouvidas no lado direito (5 vezes) e, posteriormente, as palavras ouvidas no lado esquerdo (5 vezes).

  Pontuação: É concedido 1 ponto, por cada palavra repetida corretamente.

  Pontuação máxima: 10 pontos.

  Pontuação mínima: 0 pontos.

- **Exercício 4**: A criança deve ouvir 2 sons nos dois ouvidos, em simultâneo (5 vezes), com duração igual ou diferente (som curto/som longo) e nomear a ordem (ex.: longo – curto, curto – curto, curto – longo). A atividade é repetida com 3 sons (5 vezes) (ex.: curto – curto – longo).

Pontuação: É concedido 1 ponto, por cada sequência de sons nomeada corretamente.

Pontuação máxima: 10 pontos.

Pontuação mínima: 0 pontos.

- **Exercício 5**: A criança deve ouvir 1 ou 2 sons, em simultâneo nos dois ouvidos, e nomear o número de sons ouvidos (10 vezes).

  Pontuação: É concedido 1 ponto, por cada resposta dada corretamente.

  Pontuação máxima: 10 pontos.

  Pontuação mínima: 0 pontos.

Foram calculados os percentis que poderão contribuir para a identificação de crianças em risco de Distúrbio do Processamento Auditivo conforme estudo realizado em Portugal, sendo considerados:

- Percentil < p25 – Valores de risco para DPAC
- Entre os percentis p25 e p75 – Valores na norma
- Percentil > p75 – Valores acima da média

O estudo foi dividido em 3 fases, e incluiu crianças entre os 6 e os 11 anos de idade. Na primeira fase, aplicou-se o protocolo a uma amostra inferior a 80 crianças e observou-se que o Exercício 5 do PAICA, que avalia a competência de resolução temporal, apresentava um nível de acertos de 100% (Martins, Carvalho, Nunes & Capellini, 2019b).

Idade	Percentis	Protocolo de Análise Informal de Competências Auditivas				
		Exercício 1 (E1)	Exercício 2 (E2)	Exercício 3 (E3)	Exercício 4 (E4)	Exercício 5 (E5)
6-7	P25	3,50	8,50	6,50	4,50	10
	P75	8,00	10,00	9,00	9,00	10
8-9	P25	5,25	8,25	7,00	6,25	10
	P75	8,75	10,00	9,00	9,75	10
10	P25	6,00	9,00	6,00	7,00	10
	P75	9,00	10,00	9,00	10,00	10

Tabela 9 – Resultados do Estudo 1 obtidos do Protocolo de Análise Informal de Competências Auditivas, tendo em conta a idade

Decidiu-se, assim, aplicar novamente o protocolo a uma amostra de 157 crianças (79 meninas e 78 meninos) dos 6 aos 10 anos (foram excluídas as crianças com 11 anos uma vez que apresentavam alterações auditivas/necessidades educativas especiais) e, nesta fase, observaram-se praticamente os mesmos resultados da fase 1, onde apenas uma criança obteve 7 pontos, em 10 possíveis no Exercício 5 do PAICA. Durante o processo de análise dos dados, observou-se que não existiam diferenças significativas nos resultados das faixas etárias dos 9 e 10 anos, pelo que se optou por agrupar estas idades num só grupo.

Na última fase do estudo (fase 3), procedeu-se a alteração da faixa áudio, dificultando a execução da tarefa. Desta forma, foi efetuado um encurtamento dos intervalos de silêncio e decidiu-se testar a nova faixa de áudio numa nova amostra de cerca de 50 crianças e observaram-se os mesmos resultados.

Este estudo mostrou que o exercício 5 é de fácil execução para as crianças das faixas etárias avaliadas, com desenvolvimento dentro da norma. Logo, consideramos que as crianças devem ter resultados excelentes neste teste e qualquer uma que apresente baixo desempenho deverá ser imediatamente encaminhada para o exame, pois seria considerada de alto risco para o TPAC.

Da análise dos exercícios 1, 2, 3 e 4, pode-se afirmar que os resultados obtidos são os esperados, tendo em conta a idade, uma vez que as médias aumentaram com a idade (Tabela 10).

Idade	Valores	Protocolo de Análise Informal de Competências Auditivas				
		Exercício 1 (E1)	Exercício 2 (E2)	Exercício 3 (E3)	Exercício 4 (E4)	Exercício 5 (E5)
6	N	23	23	23	23	23
	Min.	1	3	3	0	10
	Max.	8	10	9	8	10
	Média	4,96	8,70	6,48	4,43	10
7	N	35	35	35	35	35
	Min.	0	5	4	0	10
	Max.	10	10	10	10	10
	Média	5,91	8,54	6,69	5,20	10

Idade	Valores	Protocolo de Análise Informal de Competências Auditivas				
		Exercício 1 (E1)	Exercício 2 (E2)	Exercício 3 (E3)	Exercício 4 (E4)	Exercício 5 (E5)
8	N	39	39	39	39	39
	Min.	2	1	0	1	10
	Max.	10	10	10	10	10
	Média	6,46	8,62	7,62	6,38	10
9-10	N	60	60	60	60	60
	Min.	4	6	0	1	9
	Max.	10	10	10	10	10
	Média	7,27	9,15	8,37	7,65	9,98
Total	N	157	157	157	157	157

Tabela 10 – Resultados Finais obtidos do Protocolo de Análise Informal de Competências Auditivas, tendo em conta a idade

Como é possível verificar na Tabela 10, em geral, a média vai aumentando com a idade, uma vez que o grupo dos 6 anos apresenta as médias mais baixas em todas as tarefas (M_{E1} = 4,96; M_{E2} = 8,70; M_{E3} = 6,48; M_{E4} = 4,43) e o grupo dos 9-10 anos apresenta as médias mais altas (M_{E1} = 7,27; M_{E2} = 9,15; M_{E3} = 8,37; M_{E4} = 7,65), com exceção da tarefa 5 do protocolo.

Segundo a literatura, a maturação do sistema auditivo ocorre nestas faixas etárias (Krizman, et al., 2015), pelo que, o número de respostas erradas diminui com a idade e o número de respostas certas aumenta. Consequentemente, os valores das médias também aumentam. Desta forma, observamos que o rastreio mantém as respostas esperadas de acordo com o desenvolvimento auditivo e melhora o seu desempenho gradativamente entre os 6 e os 10 anos de idade.

Posteriormente foram calculados os percentis P25 e P75, dos respectivos exercícios 1, 2, 3 e 4, tendo em conta as diferentes faixas etárias (Tabela 11).

Idade	Percentis	Protocolo de Análise Informal de Competências Auditivas			
		Exercício 1 (E1)	Exercício 2 (E2)	Exercício 3 (E3)	Exercício 4 (E4)
6	P25	2,00	9,00	5,00	3,00
	P75	7,00	9,00	8,00	6,00
7	P25	5,00	8,00	5,00	4,00
	P75	8,00	9,00	8,00	7,00
8	P25	5,00	8,00	7,00	4,00
	P75	8,00	10,00	9,00	9,00
9-10	P25	6,00	9,00	8,00	7,00
	P75	8,00	10,00	9,00	9,00

Tabela 11 – Resultados Finais: Percentis 25 e 75 das tarefas do Protocolo de Análise Informal de Competências Auditivas, tendo em conta a idade

Observando a Tabela 11, verifica-se que o percentil 25 vai aumentando com a idade em praticamente todas as quatro tarefas. Assim, as crianças das diferentes faixas etárias são consideradas crianças em risco de Perturbação do Processamento Auditivo, ao obterem resultados inferiores ao percentil 25, da seguinte forma:

- As crianças na faixa etária dos 6 anos, ao obterem resultados inferiores ao percentil 25 (P_{E1} < 2,00, P_{E2} < 9,00, P_{E3} < 5,00, P_{E4} < 3,00).
- As crianças na faixa etária dos 7 anos, ao obterem resultados inferiores ao percentil 25 (PE1 < 5,00, PE2 < 8,00, PE3 < 5,00, PE4 < 4,00).
- As crianças na faixa etária dos 8 anos, ao obterem resultados inferiores ao percentil 25 (P_{E1} < 5,00, P_{E2} < 8,00, P_{E3} < 7,00, P_{E4} < 4,00).
- As crianças na faixa etária dos 9-10 anos, ao obterem resultados inferiores ao percentil 25 (P_{E1} < 6,00, P_{E2} < 9.00, P_{E3} < 8,00, P_{E4} < 7,00).
- As crianças na faixa etária dos 7 anos, ao obterem resultados inferiores ao percentil 25 (PE1 < 5,00, PE2 < 8,00, PE3 < 5,00, PE4 < 4,00).

O PAICA parece ser um instrumento fiável na avaliação informal de crianças dos 6 aos 10 anos de idade, permitindo a identificação de crianças em risco de Transtorno do Processamento Auditivo (percentil inferior a 25).

Após esta avaliação de triagem, será possível referenciar crianças em risco para uma avaliação completa e formal do processamento auditivo a ser levado a efeito por um especialista na área.

Em resumo, poderemos considerar os seguintes valores para ALTO risco e BAIXO risco na aplicação do PAICA em cada faixa áudio do rastreio por faixa etária:

Risco	6 anos	7 anos	8 anos	9-10anos
ALTO risco (P25)	PE1 < 2,00, PE2 < 9,00, PE3< 5,00, PE4 < 3,00, PE5 < 10,00	PE1 < 5,00, PE2 < 8,00, PE3 < 5,00, PE4 < 4,00, PE5 < 10,00	PE1 < 5,00, PE2 < 8,00, PE3 < 7,00, PE4 < 4,00, PE5 < 10,00	PE1 < 6,00, PE2 < 9.00, PE3 < 8,00, PE4 < 7,00, PE5 < 10,00
BAIXO risco (P75)	PE1 < 7,00, PE2 < 9,00, PE3 < 8,00, PE4 < 6,00, PE5 < 10,00	PE1 < 8,00, PE2 < 9,00, PE3 < 8,00, PE4 < 7,00, PE5 < 10,00	PE1 < 8,00, PE2 < 10,00, PE3 < 9,00, PE4 < 9,00, PE5 < 10,00	PE1 < 8,00, PE2 < 10,00, PE < 9,00, PE4 < 9,00, PE5 < 10,00

Tabela 12 – Valores de Alto risco e de Baixo risco para as tarefas do Protocolo de Análise Informal de Competências Auditivas, tendo em conta a idade

QUESTIONÁRIOS DO DOMÍNIO DO PROCESSAMENTO AUDITIVO (QDPA)

O QDPA (Martins, Carvalho, Nunes & Capellini, 2019a) está em processo de normatização para o português europeu. Foi traduzido do inglês, originalmente intitulado Auditory Processing Domains Questionnaire (O'Hara & Mealings, 2018). Este questionário é constituído de 50 questões relacionadas aos comportamentos auditivos da criança no seu dia a dia, não se esquecendo das questões da linguagem e da atenção.

Os itens referem-se a comportamentos em condições de ruído e em condições silenciosas. Em cada questão há quatro alternativas de resposta à frequência de ocorrência dos comportamentos mencionados (raramente, às vezes, com frequência, maioria das vezes). Este questionário permitirá recolher informações relevantes junto aos pais/professores, além de avaliar crianças entre 7 e 17 anos.

As respostas são introduzidas e calculadas informaticamente por meio da folha Excel com a métrica original criada pelo autor para análise dos resultados. Os resultados permitem identificar o risco para a TPAC, para o Transtorno da Hiperatividade e para o Défice de Atenção e dificuldades na linguagem. Existem quatro categorias de resultados possíveis, catalogadas por cores:

- **Preto**: Risco Aumentado de TPAC.
- **Vermelho**: Risco Aumentado de THDA.
- **Castanho**: Risco de TPAC e THDA.
- **Azul**: Risco de alterações de escuta/compreensão, devido a alterações na linguagem (L) ou aprendizagem (A).
- **Branco**: Ausência de risco.

O questionário português ainda está em processo de normatização, mas os dados iniciais com crianças de 10 anos de idade apresentam algumas informações relevantes e já começam a ser analisados em conjunto com outros testes. Neste primeiro de teste-piloto, foram analisadas as respostas do questionário preenchido pelos pais/encarregados de educação de 31 crianças com 10 anos de idade (13 meninas e 18 meninos), e foi possível caracterizar os alunos, tendo em conta as diferentes categorias de risco (Tabela 13).

Idade	Gênero	Categorias de Risco					Total
		DPAC	THDA	DPAC e THDA	L ou A	AUSÊNCIA DE RISCO	
10	Feminino	4	1	1	2	5	13
	Masculino	3	6	1	1	7	18
Total		7	7	2	3	12	31

Tabela 13 – Resultados do APDQ para a faixa etária dos 10 anos

Das 31 crianças, 19 apresentaram risco para as alterações/os distúrbios referidos anteriormente: 7 risco para TPAC, 7 risco para THDA,

2 risco para TPAC e THDA, e 3 risco para alterações de Linguagem/Aprendizagem. As 12 crianças restantes não apresentaram qualquer risco.

Segundo os autores do questionário original (O'Hara & Mealings, 2018), as categorias de risco sugeridas pretendem funcionar como diretrizes para referenciar crianças para os profissionais adequados, a fim de que possa ser efetuada uma avaliação para a exploração dos resultados encontrados. Desta forma, é importante que o questionário seja acompanhado por uma anamnese clínica, assim como pelos resultados dos rastreios/avaliações/exames já efetuados pelo aluno. Embora o QDPA tenha níveis estatísticos elevados de sensibilidade e especificidade para uso clínico, a amostra de alunos com TPAC e Dificuldades de Linguagem/Aprendizagem era baixa (20 alunos com TPAC e 10 alunos com dificuldades de Linguagem/Aprendizagem) pelo que este dado deve ser tido em atenção. É importante mencionar que, o QDPA, assim como qualquer outro teste de rastreio, não pretende efetuar diagnósticos, mas sim contribuir para a deteção de sinais de alerta (O'Hara & Mealings, 2018).

SCALE OF AUDITORY BEHAVIORS (SAB)

O SAB (Nunes, Pereira & Carvalho, 2013b) é constituído de 12 questões referentes a comportamentos do dia a dia. Há 5 opções de respostas: muito frequente (1 ponto), quase sempre (2 pontos), algumas vezes (3 pontos), esporádicos (4 pontos) e nunca (5 pontos). Este questionário permite recolher informação relevante junto dos pais/professores/responsáveis pela criança que apresenta queixas auditivas. Os resultados poderão variar entre 12 e 60 pontos. O estudo efetuado com crianças Portuguesas entre os 10 e os 13 anos refere-se a algumas diretrizes de como analisar a pontuação do SAB e ainda sugere que a análise seja feita em conjunto com os resultados do RPA (Nunes, 2012).

O SAB é um questionário que demonstrou um alto nível de confiança no seu estudo e atualmente é muito utilizado na prática clínica, seja na entrevista inicial ou no pré e pós-treino auditivo.

Como indicadores de risco, ele tem uma análise muito simples que considera:

- Pontuação > 47: baixo risco para TPAC.
- Pontuação entre os 30 – 46: risco médio para TPAC.
- Pontuação < 30: alto risco para TPAC.

O objetivo inicial do SAB na análise de risco está em oferecer ao profissional que acompanha a criança condições de indicar, ou não, com maior brevidade, dados que justifiquem a realização de um exame do processamento auditivo.

CONCLUSÃO

Existem alguns testes de rastreio do processamento auditivo em português que têm como objetivo auxiliar os profissionais de educação a compreenderem se alguma criança precisa efetivamente fazer o exame do processamento auditivo e o quão urgente seria esse exame.

Nenhum rastreio substitui o exame do processamento auditivo. Há indivíduos que podem apresentar respostas positivas nos questionários e nos testes do rastreio e falharem no exame, ou vice-versa, portanto o ideal seria sempre uma análise conjunta. No entanto, mediante à dificuldade de fazer um exame formal do processamento auditivo em toda a população, torna-se urgente a necessidade de rastreios em larga escala no sistema nacional de saúde e nas escolas.

A triagem do PA é muito útil e de fácil aplicação, uma vez que poderá ser feita não só por técnicos especializados (Audiologistas, Terapeutas da Fala), mas por professores ou mesmo encarregados de educação da criança.

Dada a relação entre o desenvolvimento das habilidades auditivas e cognitivo-linguísticas descritas na literatura, é de se esperar que qualquer alteração em qualquer um destes sistemas, durante os primeiros anos de vida, possa conduzir a dificuldades futuras na aprendizagem, decorrentes das alterações no processamento auditivo dos sons ou nas competências neurocognitivas (Buriti & Rosa, 2014). Isto porque, as habilidades auditivas estão interligadas com funções cerebrais superiores (atenção, memória e linguagem), sendo que algum défice nestas funções pode resultar em dificuldades no processamento das informações acústicas complexas (Moossavi et al., 2014).

Um estudo realizado no Brasil concluiu que alunos com dificuldades na aprendizagem apresentaram um desempenho inferior nos testes de PA demonstrando, uma vez mais, a relação existente entre os processos cognitivo-linguísticos e o PA (Oliveira, Cardoso, & Capellini, 2011). De acordo com Iliadou et al. (2009), crianças com Perturbações da Aprendizagem apresentam uma prevalência de cerca de 30% a 50% de apresentarem alterações no PA.

Assim, para além da triagem do PA, é importante a realização simultânea de uma triagem de competências cognitivo-linguísticas. Assim, será possível atuar ao nível da prevenção de eventuais perturbações no processo de aprendizagem, uma vez que a triagem irá contribuir para a identificação de crianças em risco de desenvolvimento de TPAC ou Dificuldades de Aprendizagem, permitindo que estas sejam encaminhadas aos profissionais adequados nas áreas da Terapia da fala/Fonoaudiologia, Audiologia, Psicologia, entre outras, a fim de que uma avaliação multidisciplinar, mais profunda e exaustiva, possa ocorrer. Com essa avaliação, será então possível iniciar uma intervenção específica e individualizada, em casos que assim se justifiquem, não só ao nível do PA, como também ao nível das competências cognitivo-linguísticas.

REFERÊNCIAS

ASHA (2005). (Central) *Auditory Processing Disorderes*, retirado em 20 de Janeiro, 2017 de http://www.asha.org/policy/TR2005-00043/.

Buriti, A. K. L., & Rosa, M. R. D. (2014). Percepção auditiva em escolares com dislexia: uma revisão sistemática. *Revista Psicopedagogia, 31*(94), 82-88.

Engelmann, L., & Ferreira, M. I. D. C. (2009). Avaliação do processamento auditivo em crianças com dificuldades de aprendizagem. *Revista da Sociedade Brasileira de Fonoaudiologia, 14* (1), 69-74.

Iliadou, V., Bamiou, D. E., Kaprinis, S., Kandylis, D., Vlaikidis, N., Apalla, K., Psifidis, A., Psillas, G., & St Kaprinis, G. (2008). Auditory processing disorder and brain pathology in a preterm child with learning disabilities. *Journal of the American Academy of Audiology*, *19*(7), 557-563. https://doi.org/10.3766/jaaa.19.7.5.

Krizman, J., Tierney, A., Fitzroy, A.B., Skoe, E., Amar, J., & Kraus, N. (2015). Continued maturation of auditory brainstem function during adolescence: A longitudinal approach. *Clinical Neurophysiology, 126,* 2348-2355.

Martins, I., Carvalho, G. S., Nunes, C. L. & Capellini, S. (2019a). Auditory Skills Informal Protocol: Pilot Study. *Journal of Hearing Science, 9*(1), 28. (abstract).

Martins, I., Carvalho, G. S., Nunes, C. L. & Capellini, S. (2019b). *Questionário dos Domínios do Processamento Auditivo (QDPA): Estudo Piloto numa turma do 4.º ano do ensino básico (Comunicação oral)*. IV Jornadas em Estudos da Criança, Universidade do Minho, Braga, 3-5 Julho 2019.

Martins, I, Nunes, C. L., Capellini, Simone & Carvalho G. S. (2020). Auditory Processing Screening (APS) in children of school age. In Carvalho, G. S., Palhares, P., Azevedo, F. & Parente, M. C. (Eds). *Improving children's learning and well-being. Braga: Centro de Investigação em Estudos da Criança*. pp. 79-88. (ISBN: 978-972-8952-63-1).

Moossavi, A., Mehrkian, S., Lotfi, Y., Faghihzadeh, S., & sajedi, H. (2014). The relation between working memory capacity and auditory lateralization in children with auditory processing disorders. *International Journal of Pediatric Otorhinolaryngology, 78*(11), 1981-1986.

Nunes, C. L. (2012). *A avaliação do processamento auditivo em crianças de 10 a 13 anos: sua função como indicador do distúrbio da comunicação e do desempenho académico.* (Tese de doutoramento não publicada) Universidade do Minho, Braga, Portugal. Disponível a partir de http://hdl.handle.net/1822/22128.

Nunes, C. L., Pereira, L. D., & Carvalho, G. S. (2013a). Avaliação do processamento auditivo em crianças com dificuldades de aprendizagem. In: *Atas do IX Seminário Internacional de Educação Física, Lazer e Saúde: Desafios e oportunidades num mundo em mudança.* Braga: CIEC, Universidade do Minho, *Vol. 1*, 752-768.

Nune, C. L., Pereira, L. D., & Carvalho, G. S. (2013b). Scale of Auditory Behaviors e testes auditivos comportamentais para avaliação do processamento auditivo em crianças falantes do português europeu. *CoDAS, 25* 3), 209-215.

Nunes, C. L. (2015). *Processamento auditivo - conhecer, avaliar e intervir.* Lisboa: Papa-Letras.

Nunes, C. L., & Capellini, S. A. (2021). *João - O atleta da audição.* São Paulo: Ed. Booktoy.

O'Hara, B., & Mealings, K. (2018). Developing the auditory processing domains questionnaire (APDQ): a differential screening tool for auditory processing disorder. *International Journal of Audiology, 57*(10), 764-775.

Oliveira, A. M., Cardoso, A. C. V., & Capellini, S. A. (2011). Desempenho de escolares com distúrbio de aprendizagem e dislexia em testes de processamento auditivo. *Revista CEFAC, 13*(3), 513-521.

Pelitero, T. M., Manfredi, A. K. S., Schneck, A. P. C. (2010). Avaliação das habilidades auditivas em crianças com alterações de aprendizagem. *Revista CEFAC, 12* (4), 662-670.

Pereira, L. D. (1993). Processamento auditivo. *Temas sobre Desenvolvimento, 12*(11), 7-14.

Pereira L. D, Schochat E. (1997). *Processamento auditivo central: manual de avaliação.* São Paulo: Lovise.

Sousa, A. C., Didoné, D. D., & Sleifer, P. (2017). Longitudinal Comparison of Auditory Steady-State Evoked Potentials in Preterm and Term Infants: The Maturation Process. *International archives of otorhinolaryngology, 21*(3), 200-205. https://doi.org/10.1055/s-0036-1584888.

Toniolo, I. M., Rossi, A. G., Borges, A. C., & Pereira, L. D. (1994). Processamento auditivo: habilidade auditiva de memória sequencial verbal e não verbal em escolares. *Revista Saúde, 20*(3-4), 11-22.

Yalçınkaya, F., & Keith, R. (2008). Understanding auditory processing disorders. *The Turkish journal of pediatrics, 50* 2, 101-105.

ALFABETIZAÇÃO E PROCESSAMENTO AUDITIVO CENTRAL

Ana Claudia Vieira Cardoso

Simone Aparecida Capellini

Adriana Marques de Oliveira

INTRODUÇÃO

O desenvolvimento da linguagem oral e da escrita é resultado de uma interdependência de processamentos, dentre eles o visual, o somatossensorial e o auditivo. Especificamente quanto ao processamento auditivo central escolar para aprender a ler e a escrever necessitará detectar os sons de forma adequada, além de selecionar os estímulos auditivos mais importantes. O Transtorno de Processamento Auditivo Central é frequentemente associado às habilidades de linguagem e comunicação deficientes com impacto negativo no processo de ensino-aprendizagem e desempenho acadêmico.

No ambiente escolar, determinados fatores acústicos, como níveis de ruído de fundo, tempo de reverberação e relação sinal-ruído, afetam diretamente a comunicação em sala de aula, pois quando os alunos não podem ouvir adequadamente a mensagem falada, a habilidade de compreensão pode ser afetada e, consequentemente, seu progresso de aprendizagem pode ser prejudicado, ou seja, em uma situação desfavorável, em que há competição entre a fala do professor e os demais ruídos, o desempenho escolar pode sofrer interferência (Dreossi & Santos, 2005; Eniz, 2004; Jaraszewski et al., 2007).

Esses fatores, aliados ao desenvolvimento inadequado das habilidades auditivas do escolar com problemas de aprendizagem, podem resultar no agravamento dos problemas escolares.

Frente ao exposto, este capítulo tem por objetivo apresentar a relação entre a alfabetização e o processamento auditivo central, bem como os sinais aos quais todo profissional pode e deve ficar atento durante o desenvolvimento do escolar.

ALFABETIZAÇÃO E PROCESSAMENTO AUDITIVO CENTRAL

A alfabetização, segundo Morais (2021), é uma capacidade que inclui, em seu nível mais básico, as habilidades de leitura e escrita, e que, em níveis cada vez mais avançados, apoia atividades produtivas, argumentativas e criativas. Em 2020, Morais e Kolinsky afirmaram que alfabetizar não é apenas ler e escrever, justamente porque as atividades letradas têm efeitos importantes sobre o ser humano. E sim, que a definição de alfabetização deve incluir todas as capacidades e todos os conhecimentos que alguém desenvolve, direta ou indiretamente, por meio da leitura e da escrita.

A alfabetização realiza transformações importantes no cérebro humano, que são profundas e consistentes, criando conjuntos neuronais funcionais específicos para leitura e escrita, fortalecendo conexões com as áreas envolvidas na linguagem e cognição (Dehaene et al., 2010, 2015; Lopez-Barroso et al., 2020; Morais, 2021).

A alfabetização induz o conhecimento consciente de que a linguagem falada é feita de palavras (Cary, 1988), que as palavras são unidades fonológicas (Kolinsky, Cary & Morais, 1987; Morais, 2021) e, no caso da alfabetização alfabética, que as palavras são sequências de fonemas (Morais, 2021; Morais et al., 1979).

A instrução da leitura em uma escrita alfabética conduz para o processamento da fala em termos de fonemas. A consciência fonêmica se desenvolve em interação com a aquisição de uma escrita alfabética, mais precisamente com a aquisição do princípio alfabético (conhecimento que as letras ou grupos de letras, os grafemas correspondem a fonemas) (Kolinsky et al., 2021; Morais, Alegria, & Content, 1987; Morais, 2021).

Dentre as habilidades necessárias para a alfabetização, as habilidades auditivas são fundamentais (Engelmann & Ferreira, 2009; Neves

& Schochat, 2005). De acordo com Caumo e Ferreira (2009), para o desenvolvimento da fala e da linguagem, é fundamental a habilidade de analisar e interpretar os estímulos sonoros, como localizar e memorizar sons. Tais habilidades ocorrem com o processamento auditivo da informação definido, como a capacidade de organizar e compreender os estímulos sonoros, e envolve um conjunto de habilidades necessárias para entender, discriminar, reconhecer, armazenar e compreender a informação auditiva.

As habilidades de linguagem e fala dependem da integridade e maturação neuromuscular e do sistema sensorial. No aprendizado de um padrão articulatório de uma língua estão envolvidos aspectos sensoriais e motores, sendo um desses aspectos sensoriais, as habilidades auditivas relacionadas à percepção da fala (Caumo & Ferreira, 2009; Pereira & Ortiz, 1997). As privações sensoriais decorrentes da falta de experienciação com o meio, devido a ambientes auditivos inadequados, ou por perdas auditivas, mesmo as temporárias causadas por otite média, podem criar desvantagens para a aquisição e para o desenvolvimento, tanto da produção de fala como da linguagem de uma criança (Abraham, Wallace, & Gravel, 1996; Caumo & Ferreira, 2009; Pereira & Ortiz, 1997).

O desenvolvimento da fala é influenciado pelas capacidades perceptivas da criança (Pagan & Wertzner, 2007). É por meio da recepção, da análise e da organização do processamento das informações auditivas que se estabelece a representação mental do estímulo linguístico e o armazenamento dessa representação na memória (Caumo & Ferreira, 2009; Magalhães, Paolucci & Ávila, 2006), que envolve o processamento temporal. Segundo a American Speech Hearing Language Association (ASHA, 1996), existe uma relação causal entre problemas de linguagem e o transtorno do processamento auditivo central (TPAC), sobretudo em nível da compreensão da linguagem oral. Somado a isso, acredita-se que as dificuldades na linguagem oral, entre elas o déficit de vocabulário e fonologia, podem estar intimamente relacionadas ao transtorno do processamento auditivo central, pois a audição é a principal via de entrada para que a aquisição linguística seja possível (Quintas et al., 2010; Chermak et al., 2007; Bamiou, Musiek, & Luxon, 2001; Bishop et al., 1999; Psillas et al., 2006).

Alterações na percepção de pistas auditivas e, posteriormente, da fala como causa subjacente às dificuldades no uso e representação da informação fonológica. O processamento auditivo central alterado impede a percepção da fala ao degradar a capacidade de segmentar com precisão o fluxo da fala em seus componentes fonéticos, como rima, sílabas e fonemas. O que leva a problemas de pareamento dos sons da fala com as letras, um pré-requisito para o aprendizado da leitura (Vanvooren et al., 2017). Tal prejuízo na aquisição da percepção dos sons, desenvolvimento das habilidades metalinguísticas e vocabulário pode afetar diretamente o aprendizado da leitura e da escrita.

As dificuldades de percepção da fala podem surgir especialmente quando a inteligibilidade da fala é desafiada por ruídos de fundo concorrentes, que é a situação de escuta diária mais comum (Vanvooren et al., 2017), especialmente em sala de aula.

QUAIS SÃO AS DIFICULDADES QUE PODEM SER ENCONTRADAS EM ESCOLARES COM TRANSTORNO DO PROCESSAMENTO AUDITIVO CENTRAL?

A literatura aponta que os escolares com queixas de dificuldades no processo de aprendizagem apresentam desempenho inferior em testes comportamentais que avaliam o processamento auditivo central em função do atraso na maturação das habilidades auditivas (Engelmann & Ferreira, 2009; Neves & Schochat, 2005; Oliveira, Cardoso, & Capellini, 2011; Pinheiro et al., 2010), as quais são fundamentais para o processo de aprendizagem da leitura e da escrita.

Muitos estudos neurocientíficos independentes têm corroborado evidências de que déficits de processamento auditivo temporal são um dos componentes do distúrbio de leitura e, que essas diferenças têm correlações neurológicas observáveis (Tallal & Hein, 2015; Temple, 2002; Temple et al., 2000). Pesquisas sobre as bases neurológicas dos transtornos da leitura, desenvolvidas com crianças com grande dificuldade para aprender a ler, demonstraram que déficits específicos de processamento auditivo ocorrem de forma concomitante com os problemas fonológicos (Burns, 2019).

Hornickel e Kraus (2013) sugerem que déficits de processamento auditivo subjacentes à baixa aquisição da habilidade de leitura estão relacionados à variabilidade, à instabilidade e à inconsistência no processamento neural e à dificuldade em codificar informações que ocorrem em um curto período de tempo, como na transição de formantes.

Estudos nacionais apontam que as características mais comuns durante a leitura desses escolares são: 1) leitura lentificada, o que prejudica seu desempenho em compreensão de leitura, 2) confusão com palavras semelhantes. Na escrita são: 1) erros ortográficos (omissões, inversões, substituições e transposições), 2) erros na associação fonema-grafema, 3) lentidão para a realização de cópia, 4) alterações no traçado da letra, 5) uso incorreto do espaço (Engelmann & Ferreira, 2009; Smith & Strick, 2001).

Crianças com Transtorno do Processamento Auditivo Central geralmente são de risco para problemas de atenção, memória, linguagem e aprendizagem que prejudicam o seu desempenho em sala de aula. No entanto, existem alguns sinais de alerta aos quais os professores devem estar atentos, dentre eles, baixa autoestima, frustração e dificuldade em fazer e manter amizades. Além disso, dependendo do nível de linguagem da criança, não são capazes de compreender nuances (diferenças sutis na linguagem), tons de voz e pistas não verbais que reduzem sua habilidade de ser aceito por seus pares (Geffner, 2019).

Outras queixas comuns nestas crianças são inconsistência na habilidade de desempenhar tarefas solicitadas auditivamente, e de fadiga após um dia de muita estimulação auditiva, ou seja, de atividades que demandam compreensão de fala, especialmente se a informação auditiva for apresentada em condições acústicas que não são ideais.

Salas de aula com um grande número de alunos e sem isolamento acústico são muito ruins para crianças com TPAC, pois elas se distraem com facilidade, perdem a mensagem principal e fazem as tarefas erradas por não compreenderem o que foi solicitado, porém não pedem ajuda ou repetição por medo de serem rotuladas.

O professor tem um papel fundamental neste contexto, pois, normalmente, é a primeira pessoa a perceber a dificuldade da criança e encaminhá-la para avaliação. Além disso, será o responsável pelas adaptações do ambiente de escuta da sala de aula que minimizarão as dificuldades da criança.

Geffner (2019) descreveu alguns sinais de alerta aos quais os professores devem estar atentos em sala de aula:

- desempenho ruim nas atividades de leitura, escrita e ortografia;
- falta de atenção ou sonhar acordado durante a aula;
- dificuldade para aprender uma outra língua;

- dificuldade em aprender por meio de estimulação auditiva – a criança apresenta um melhor desempenho quando a estimulação é visual;
- não consegue acompanhar um ditado;
- substituição e/ou confusão de palavras;
- não participação das discussões em sala de aula;
- não compreensão de tarefas ou dificuldades em seguir ordens;
- não tolerar ambiente ruidoso, apresentando comportamento inquieto em ambiente barulhento, tais como: lanchonetes, *shoppings*, festas ou parquinhos;
- dificuldade em compreender as histórias contadas em voz alta ou em recontar uma história;
- dificuldade na percepção de fatos relevantes na comunicação;
- dificuldade em seguir ordens ou direções que estão incorporadas em outros contextos;
- dificuldade em compreender os enunciados dos problemas matemáticos;
- atraso/latência para responder a uma pergunta;
- dificuldade para recontar uma história.

O professor também deve estar atento aos sinais menos comuns. Crianças mais velhas que apresentaram um bom desempenho acadêmico nas séries iniciais podem, com o aumento da demanda cognitiva e com o caminhar do ano escolar, apresentar dificuldades no processo de ensino-aprendizagem, decorrente da sobrecarga da memória operacional fonológica.

Na educação infantil, os professores também devem estar atentos a alguns sinais (Geffner, 2019), que são:

- dificuldade com rima (identificação e produção);
- dificuldade para acompanhar músicas e melodias;
- não prestar atenção no interlocutor ou o ignorar quando está realizando outra atividade (geralmente os pais se queixam de que a criança não escuta);
- incômodo com sons ou ruídos;
- dificuldade com ordens complexas.

As crianças pré-escolares podem ainda apresentar alguns indicadores de alterações de linguagem, tais como dificuldade em formular uma sentença, dificuldade de acesso ao léxico mental e dificuldade em lembrar os comandos verbais simples. Alterações na habilidade pragmática também podem estar presentes e frequentemente é um preditor de dificuldades de linguagem e sociais. Ademais, as dificuldades com rima e no aprendizado da relação fonema-grafema são indicadores de problemas de leitura presentes nestas crianças com TPAC.

O processamento auditivo central é um importante preditor para as habilidades metafonológicas e para a aquisição do princípio alfabético. Essas alterações estão relacionadas à discriminação da frequência associada à percepção de fala no ruído, e podem auxiliar na identificação de crianças de risco para dificuldades no aprendizado da leitura, tanto na educação infantil como nas séries iniciais de alfabetização.

CONSIDERAÇÕES FINAIS

Conhecer o que é o processamento auditivo central, o que é o transtorno auditivo e quais as consequências destas alterações no processo de ensino-aprendizagem do escolar é extremamente importante para a escolha das práticas de alfabetização.

O professor tem um papel fundamental neste processo de conhecimento e reconhecimento das crianças com TPAC, pois, normalmente, é a primeira pessoa a perceber as dificuldades da criança e encaminhá-la para a avaliação se e quando necessário. Além disso, o professor com o auxílio do fonoaudiólogo e do fonoaudiólogo educacional são os responsáveis pelas adaptações necessárias no ambiente de escuta da sala de aula que poderão minimizar as dificuldades de aprendizagem na leitura e na escrita destas crianças, a potencializar a relação ensino-aprendizagem das mesmas em contexto acadêmico.

REFERÊNCIAS

Abraham, S. S., Wallace, I. F., & Gravel, J. S. (1996). Early otitis media and phonological development at age 2 years. *Laryngoscope,* 106(6), 727-732. doi: 10.1097/00005537-199606000-00012.

Altmann, C. f., Uesaki, M., Ono, K., Matsuhashi, M., Mima, T., Fukuyama, H. (2014). Categorical speech perception during active discrimination of consonants and vowels. *Neuropsychologia*, 64, 13-23. https://doi.org/10.1016/j.neuropsychologia.2014.09.006.

American Speech-Language-Hearing Association – ASHA. Task Force on Central Auditory Processing Consensus Development (1996). Central Auditory Processing: Current Status of Research and Implications for Clinical Practice. *American Journal of Audiology*, 5(2), 41-52. https://pubs.asha.org/doi/full/10.1044/1059-0889.0502.41.

Bamiou, D. E., Musiek, F. E., Luxon, L. M. (2001). Aetiology and clinical presentations of auditory processing disorders- a review. *Archives of Disease in Childhood*, 85, 361-365. doi.org/10.1136/adc.85.5.361.

Bishop, D. V., Carlyon, R. P, Deeks, J. M., & Bishop, S. J. (1999). Auditory temporal processing impairment: neither necessary nor sufficient for causing language impairment in children. Journal of Speech, Language, and Hearing Research, 42(6), 1295-1310. https://doi.org/10.1044/jslhr.4206.1295.

Burns, M. (2019). Auditory processing disorders and literacy. In Geffner, D. e Ross-Swain, D. *Auditory processing disorders: assessment, management, and treatment* (pp. 233-250). San Diego: Plural Publishing Inc.

Caumo, D. T. M. & Ferreira, M. I. D. (2009). Relação entre desvios fonológicos e processamento auditivo. *Revista da Sociedade Brasileira de Fonoaudiologia*, 14(2), 234-240. https://doi.org/10.1590/S1516-80342009000200015.

Chermak, G. D., Silva, M. E., Nye, J., Hasbrouck, J., & Musiek, F. E. (2007). An update on professional education and clinical practices in central auditory. *Journal of the American Academy of Audiology,* 18(5), 428-452. doi: 10.3766/jaaa.18.5.7.

Dehaene, S., Cohen, L., Morais, J., & Kolinsky, R. (2015). Illiterate to literate: behavioural and cerebral changes induced by reading acquisition. Nature Reviews Neuroscience, 16, 234-244.https://doi.org/10.1038/nrn3924.

Dehaene, S., Pegado, F., Braga, L. W., Ventura, P., Nunes Filho, G., Jobert, A., Dehaene-Lambertz, G., Kolinsky, R., Morais, J., & Cohen, L. (2010). How learning to read changes the cortical networks for vision and language. *Science*, 3(330), 1359-1364. doi: 10.1126/science.1194140.

Dreossi, R. C. F. & Momensoh-Santos, T. (2005). O Ruído e sua interferência sobre estudantes em uma sala de aula: revisão de literatura. *Pró-Fono: Revista de atualização Científica*, 17(2), 251-258.

Engelmann, L., & Ferreira, M. I. D. C. (2009). Avaliação do processamento auditivo em crianças com dificuldades de aprendizagem. *Revista da Sociedade Brasileira de Fonoaudiologia*, 14(1), 69-74. https://doi.org/10.1590/S1516-80342009000100012.

Geffner, D. (2019). Central auditory processing disorders: definition, description, behaviors and comorbidities. In Geffner, D. e Ross-Swain, D. *Auditory processing disorders: assessment, management, and treatment* (pp. 37-67). San Diego: Plural Publishing Inc.

Hornickel, J., & Kraus, N. (2013). Unstable representation of sounds: A biological marker of dyslexia. *The Journal of Neuroscience*, 33(8), 3500-3504. https://doi.org/10.1523/JNEUROSCI.4205-12.2013.

Kolinsky, R., Cary, L., & Morais, J. (1987). Awareness of words as phonological entities: The role of literacy. Applied Psycholinguistics, 8, 223-232.

Kolinsky, R., Navas, A. L., de Paula, F. V., de Brito, N. R., Botecchia, L. M., Bouton, S., & Serniclaes, W. (2021). The impact of alphabetic literacy on the perception of speech sounds. *Cognition*, 104687, https://doi.org/10.1016/j.cognition.2021.104687

López-Barroso, D., de Schotten, M. T., Morais, J., Kolinsky, R., Braga, L. W., Guerreiro-Tauil, A., Dehaene, S., & Cohen, L. (2020). Impact of literacy on the functional connectivity of vision and language related networks. *Neuroimage*, 213,116722, https://doi.org/10.1016/j.neuroimage.2020.116722.

Magalhães, A. T. M., Paolucci, J. F., & Ávila, C. R. B. (2006). Estudo fonológico e da percepção auditiva de crianças com ensurdecimento de consoantes. *Fono atual*, 8(35), 22-29.

Morais, J., Alegria, J., & Content, A. (1987). The relationships between segmental analysis and alphabetic literacy: An interactive view. *Cahiers de Psychologie Cognitive/Current Psychology of Cognition*, 7(5), 415-438.

Neves, I. F., & Schochat, E. (2005). Maturação do processamento auditivo em crianças com e sem dificuldades escolares. *Pró-Fono*, 17(3), 311-320. https://doi.org/10.1590/S0104-56872005000300005.

Oliveira, A. M., Cardoso, A. C. V., & Capellini, S. A. (2011). Desempenho de escolares com distúrbio de aprendizagem e dislexia em testes de processamento auditivo. *Revista CEFAC*, 13(3), 513-521. https://doi.org/10.1590/S1516-18462010005000126.

Pagan, L. O., & Wertzner, H. F. (2007). Análise acústica das consoantes líquidas do Português Brasileiro em crianças com e sem transtorno fonológico. *Revista da Sociedade Brasileira de Fonoaudiologia*, 12(2), 106-113. https://doi.org/10.1590/S1516-80342007000200007.

Pereira, L. D., & Ortiz, K. Z. (1997). Desordem do processamento auditivo central e distúrbios da produção fonoarticulatória. In I, Lichti & R. M. M. Carvalho (Orgs.). *Audição: abordagens atuais*. São Paulo: Pró-Fono, p. 173-186.

Pinheiro, F. H., Oliveira, A. M., Cardoso, A. C. V., & Capellini, S. A. (2010). Testes de escuta dicótica em escolares com distúrbio de aprendizagem. *Brazilian Journal of Otorhinolaryngology*, 76(2), 257-262. https://dx.doi.org/10.1590/S1808-86942010000200018.

Psillas, G., Psifidis, A., Antoniadou-Hitoglou, M., & Kouloulas, A. (2006). Hearing assessment in pre-school children with speech delay. *Auris Nasus Larynx*, 33(3), 259-263. doi: 10.1016/j.anl.2005.11.013.

Quintas, V. G., Mezzomo, C. L., Keske-Soares, M., & Dias, R. F. (2010). Vocabulário expressivo e processamento auditivo em crianças com aquisição de fala desviante. *Pró-Fono Revista de Atualização Científica*, 22(3), 263-268. https://dx.doi.org/10.1590/S0104-56872010000300018.

Smith, C., & Strick, L. (2001). *Dificuldades de aprendizagem de A a Z: um guia completo para pais e educadores*. Porto Alegre, RS: Artmed.

Tallal, P., Heim, S. (2015). Language learning impairment. In J. D. Wright (Ed.). *International Encyclopedia of Social and Behavioral Sciences* (2a ed., Vol. 13). Oxford, UK: Elsevier, pp. 344-352.

Temple, E. Brain mechanisms in normal and dyslexic readers. *Current Opinion in Neurobiology*, 12(2), 178-183. doi: 10.1016/s0959-4388(02)00303-3.

Temple, E. R. A., Poldrack, A., Protopapas, S., Nagarajam, T. S., Tallal, P., Merzenich, M. M., & Gabrieli, J. D. E. (2000). Disruption of the neural response to rapid acoustic stimuli in dyslexia: Evidence from functional MRI. *Proceeding of the National Academy of Sciences of the United States of America*, 97(25), 13907-13912. https://doi.org/10.1073/pnas.240461697.

Vanvooren, S., Poelmans, H., de Vos, A., Ghesquière, P., & Wouters, J. (2017). Do prereaders´ auditory processing and speech perception predict later literacy. *Research in Developmental Disabilities*, 70, 138-151. doi: 10.1016/j.ridd.2017.09.005.

Zucoloto, K. A., & Sisto, F. F. (2002). Dificuldades de aprendizagem em escrita e compreensão em leitura. *Interação em Psicologia*, 6(2), 157-66. https://revistas.ufpr.br/psicologia/article/view/3303/2647.

QUEM É O ALUNO COM TPAC? ESTRATÉGIAS E INTERVENÇÕES

Bárbara Silveira de Faria

Fabiana Arão Milions

O objetivo deste capítulo é proporcionar ao leitor um conhecimento amplo sobre o Transtorno do processamento auditivo central no ambiente escolar, identificando quem é este aluno e também o auxiliando em suas necessidades, a fim de facilitar o processo de aprendizagem por meio de estratégias e intervenções.

Segundo Katz (1997), o processamento auditivo central "é aquilo que fazemos com o que ouvimos". As dificuldades no processamento perceptivo da informação auditiva no sistema nervoso central e a atividade neurobiológica que está subjacente a esse processamento se caracterizam como Transtorno do Processamento Auditivo Central (ASHA, 2005). Este capítulo usará a sigla TPAC ao se referir ao termo Transtorno do Processamento Auditivo Central.

De acordo com ASHA (2005), quase 20% da população, entre crianças, jovens e adultos, tem este transtorno e, segundo Chermak e Musiek (1997), 2 a 5% da população de crianças em idade escolar apresentam alteração no Processamento Auditivo Central. Mesmo sendo um transtorno que impacta negativamente nos processos educacionais, de aprendizado e socialização dos indivíduos com este problema, são poucos os casos diagnosticados e encaminhados para tratamento. Segundo McDermott et al. (2016), 95% dos casos de transtorno de processamento auditivo coocorrem com outros transtornos e/ou dificuldades.

Pensando nestes dados, supõe-se que, em uma turma com trinta alunos, pelo menos um apresentará o TPAC. Por isso, a importância de conhecer os principais sinais, sintomas e comportamentos destas crianças para que o diagnóstico e a intervenção precoce aconteçam, a fim de diminuir os impactos que o TPAC pode trazer para a vida do indivíduo, principalmente no contexto acadêmico.

Estudos afirmam que as pessoas com alguma deficiência sensorial alocam mais recursos relacionados à atenção para processar a informação sensorial e, com isso, disponibilizam menor reserva cognitiva para outras tarefas. No TPAC, o processo de decodificação se torna mais lento, fazendo uma sobrecarga no sistema cognitivo e acarretando na piora do armazenamento e na recuperação de informações, atenção e velocidade de processamento da informação.

Grande parte dos autores classifica os comportamentos característicos do aluno com TPAC de uma forma generalizada ou por perfis de alterações. Contudo, analisamos as referências e dividimos estas características e comportamentos de acordo com os sinais e sintomas mais frequentes por nível de escolaridade, a fim de facilitar a resposta para a pergunta "Quem é o aluno com TPAC?".

Escolaridade	Comportamentos e características
Pré-escola	• Fala ou linguagem inadequadas à idade. • Irregularidade ou ausência de vocabulário novo. • Irregularidade ou ausência de construção de frases sintaticamente mais complexas. • Dificuldade na compreensão de enunciados verbais mais complexos. • Dificuldade em seguir a rotina aprendida. • Demonstração de sinais de frustração ou confusão quando confrontada com novas atividades ou ordens. • Melhor desempenho em tarefas quando há exemplos ou apoio visual. • Dificuldade em compreender histórias ou instruções. • Dificuldade em aprender versinhos ou canções simples. • Ausência ou pouca consciência fonológica. • Ausência ou pouco sinal de letramento. • Dificuldade em seguir ordens, as quais são facilmente seguidas por crianças da mesma idade. • Facilidade com elementos não verbais em oposição aos verbais. • Falha em responder a novos estímulos ou não apresenta curiosidade a novos estímulos sonoros. • Solicitação frequente por repetição. • Necessidade frequente de confirmação de perguntas (Āh? O quê?). • Distração. • Aumento de volume do som (televisão, rádio). • Irritabilidade, principalmente no ruído. • Frases, argumentos e respostas sem sentido.

Escolaridade	Comportamentos e características
Fundamental 1	• Comportamento auditivo alterado. • Maior dificuldade em tarefas verbais do que não verbais. • Dificuldades acadêmicas em áreas com maior predomínio auditivo. • Atraso de linguagem. • Trocas na fala e/ou na escrita (fonemas surdos sonoros). • Presença de alterações na fala. • Distração e pouca atenção sustentada. • Pouca ou nenhuma participação em discussões em sala de aula ou contribuições inapropriadas e fora do tópico. • Dificuldades em seguir ordens com vários passos. • Leitura deficitária ou dificuldade de soletração. • Habilidades musicais precárias. • Dificuldade de organização na sala de aula. • Habilidade de comunicação social deficitária. • Dificuldade em fazer e manter amigos.
Fundamental 2	• Baixo rendimento escolar. • Fala ou linguagem inadequadas à idade. • Histórico de repetência e/ou dificuldade escolar. • Desempenho escolar variável conforme posição na sala de aula ou estilo didático do professor (fala rápida). • Dificuldade em fazer anotações. • Dificuldade em entender conceitos. • Dificuldade no aprendizado de outra língua. • Dificuldade em testes escritos. • Dificuldade em testes de múltipla-escolha. • Dificuldade de relacionamentos sociais. • Dificuldade em acompanhar a aula. • Dificuldade em compreender no ruído. • Demora na realização de tarefas de casa. • Dificuldade em leitura e escrita.

Tabela 1 – Comportamentos e características das crianças "em risco" para TPAC por escolaridade

Adaptado: Referências Bellis, T J (1996); Bellis, T J (2003); Bellis, T., & Ferre, J. (1999); Chermak, G D, & Musiek, F E (2007); Ferre, J. (1999).

Ressaltamos que estes são alguns comportamentos associados ao TPAC e que nem toda criança com este transtorno demonstrará todos os comportamentos mencionados.

Agora que já sabemos identificar os comportamentos e as características do aluno "em risco" para TPAC, precisamos verificar se estas características realmente estão associadas a este transtorno. Para isso, podemos utilizar recursos como questionários e *checklists* padronizados que nos possibilita encaminhar essa criança para uma avaliação formal do processamento auditivo central com maior segurança e assertividade.

Segundo Volpatto F L et al. (2019), no Brasil atualmente existem apenas sete questionários disponíveis, sendo que três deles foram elaborados informalmente pelos autores dos estudos, dois foram traduzidos e adaptados da literatura internacional (SAB & CHAPS), um foi apenas traduzido (QFISHER) e, por fim, o outro foi traduzido, adaptado e validado (APDQ). Estes materiais podem ser utilizados como ferramentas de auxilio na observação do comportamento auditivo dos escolares.

No Guidelines Canadian (2008), um fluxograma é recomendado com o objetivo de direcionar os profissionais a identificarem e a conduzirem o aluno com suspeita e/ou diagnóstico de TPAC.

Fluxograma de Procedimentos de Avaliação e Triagem no TPAC (SUB1)

1) Observação do Comportamento
– Quais comportamentos o aluno exibe que podem ser indicativos ao TPAC?
– Como esta criança responde às estratégias gerais de processamento auditivo?

2) Considerações de Referência
Idade da criança, status cognitivo, competência de fala e linguagem, competência no português, acuidade auditiva.

3) Listas de Verificação de Comportamentos Auditivos, Histórico do Caso
– O encaminhamento é apropriado e guiará as instruções?
Essa triagem preliminar e os dados coletados ajudarão o audiologista a selecionar os testes apropriados na bateria.

Triagem e Avaliação Multidisciplinar
A compreensão total dos efeitos do TPAC exige uma avaliação multidisciplinar para determinar o impacto e orientar o tratamento e a gestão. Os audiologistas devem colaborar com os profissionais para auxiliar no diagnóstico diferencial e nas comorbidades.

4) Avaliação de Diagnóstico por Audiologista
Uma avaliação audiológica examina a integridade do sistema nervoso auditivo central para determinar a presença de TPAC e descrever seus parâmetros.
A avaliação inclui medidas que examinam processos diferentes e incluem estímulos verbais e não verbais. A avaliação deve incluir o seguinte:
• Avaliação auditiva periférica completa, incluindo tom puro e falaaudiometria, timpanometria, reflexos acústicos, emissões otoacústicas.
•Processamento auditivo temporal e testes de padronização.
• Testes de fala dicótica.
• Testes de fala monoaurais de baixa redundância.
• Testes de interação binaural.
Para alguns alunos, os testes eletrofisiológicos podem fornecer informações importantes sobre a integridade do sistema auditivo central. Normalmente, esses testes não estão disponíveis no ambiente escolar.

5) Recomendações de Interpretação de Avaliação e Intervenção
– Com base na avaliação multidisciplinar, há evidências de déficit de processamento auditivo?
• Análise intrateste (comparação de padrões dentro de um determinado teste).
• Análise de interesse (comparando tendências em toda a bateria de teste de diagnóstico).
• Análise interdisciplinar (comparação dos resultados dos testes audiológicos com os resultados dos testes multidisciplinares).
– As descobertas destas avaliações combinadas com o impacto educacional qualificam este aluno para a educação especial?
– Quais são as características ou o perfil do TPAC?
– Quais são as possíveis acomodações e/ou serviços que podem ser considerados para este aluno
(a determinação de acomodações e/ou serviços deve ser feita pela equipe de planejamento educacional individual)?

Traduzido de: Colorado Department of Education – APD Guidelines, 2008. Appendix C-2.

Crianças diagnosticadas com TPAC precisam de intervenções específicas para o processo de reabilitação. Este processo envolve treinamento auditivo acusticamente controlado, acompanhamento fonoaudiológico e gerenciamento escolar. Este último envolve mudanças ambientais e sociais, as quais abordaremos neste capítulo.

Modificações e acomodações institucionais consistem em adaptações intencionais feitas pelo educador para melhorar a oportunidade de aprendizagem do aluno. Todos os alunos, incluindo aqueles com TPAC requerem um ambiente auditivamente favorável.

Para o Manual ProAcústica (2019), a provisão de uma boa acústica nas salas de uma escola é essencial para melhorar a aprendizagem dos alunos, bem como reduzir os níveis de estresse dos professores ao estarem diante da tarefa de incentivar o aprendizado. Os elementos básicos para uma boa acústica começam com o controle do ruído nas áreas externas da sala. Há também a necessidade de controlar o ruído intrusivo proveniente de outros espaços da escola. Para garantir aos alunos ouvir e ver claramente o professor e a lousa, o projeto ou a forma da sala são importantes. No entanto, isso não é suficiente caso as superfícies internas da sala não tenham sido selecionadas para reduzir a quantidade de som reverberante.

O Manual ProAcústica para Qualidade Acústica em Escolas fornece orientações claras sobre a melhor forma de reduzir o ruído intrusivo e obter o controle das condições reverberantes dentro de sala de aula. Se essas diretrizes forem seguidas na concepção e construção de escolas em todo o Brasil, os benefícios serão apreciados pelos alunos e professores.

As estratégias para estimulação das habilidades auditivas podem ser divididas em:

- **Estratégias coletivas**: Contribuir para a melhora da percepção sonora para todos.
- **Estratégias individuais:** Facilitar a percepção sonora do aluno diagnosticado com TPAC.

ESTRATÉGIAS COLETIVAS

Sugestões de intervenções e estratégias para diminuir o ruído em sala de aula:

- Conscientização sobre a importância do silêncio para o aprendizado.
- Oficinas.
- Combinados.
- Medidor do ruído.
- Protetor de pé da cadeira: evita o atrito com o piso e consequentemente diminui o ruído.
- Cadeira acolchoada: a aplicação de forro de tecido ao móvel permite a melhor absorção das ondas sonoras.
- Estante com livros de formatos e tamanhos variados, dispostos em toda a parede, ajuda a dissipar o barulho.
- Placas de madeira: são instaladas no forro do teto e nas paredes para reforçar a barragem do som. Também podem ser feitas de gesso.
- Tintas especiais: as tintas à base de elastômeros – uma espécie de material emborrachado – deixam a parede mais macia e retêm o som.
- Disposição das cadeiras em círculo ou U: possibilita que todos os alunos estejam em uma posição mais favorável.

Além das modificações ambientais e orientações aos alunos sobre a necessidade de uma boa qualidade acústica em sala de aula, o professor deve ter um *Clear speech* (Discurso claro), reconhecendo-o como um profissional da voz, praticando a clareza da mensagem, a alta variação melódica, com boa qualidade vocal e intensidade, além de não cometer erros e trocas na fala.

ESTRATÉGIAS INDIVIDUAIS

Algumas intervenções podem ser feitas em sala de aula para que a criança receba o estímulo correto de acordo com as suas habilidades alteradas.

Grupo	Habilidades auditivas	Intervenções
Grupo 1	Fechamento Auditivo Figura-fundo Integração binaural (alta carga linguística) Interação binaural	Adaptações ambientais. Assento preferencial (próximo ao professor e longe de geradores de ruído). Uso de pistas visuais para auxílio auditivo. Abordagem multissensorial. Estimular a ampliação de vocabulário. Estimular habilidades de consciência fonológica. Contextualizar as informações. Uso de um dispositivo auxiliar de escuta (FM). Atividades com ruído competitivo. Estimular a localização sonora.
Grupo 2	Integração binaural Separação binaural Ordenação temporal	Variar entonação e ritmo da fala, evitando a voz monótona. Estimular a prática de esportes. Estimular a musicalização. Usar frases curtas e comandos simples. Sequencializar e ordenar as informações. Exemplificar e demonstrar as explicações. Estimular tarefas multimodais. Estimular planejamento e organização.
Grupo 3	Ordenação temporal Resolução temporal	Estimular as habilidades da consciência fonológica. Exemplificar e demonstrar as informações. Estimular musicalização e teatro. Usar estímulos multissensoriais. Estimular linguagem conotativa. Treinar leitura em voz alta (ritmo, entonação, pausa, velocidade).

Tabela 2 – Habilidades auditivas e intervenções

Com o objetivo de simplificar as condições do ambiente escolar para tornar o aluno mais confortável e facilitar o aprendizado, o professor também pode auxiliar o aluno com TPAC reduzindo as distrações, evitando barulhos externos e distrações visuais, principalmente quando estiver explicando algo novo ou dando uma nova instrução.

Posicionar o aluno sentado distante das distrações visuais e auditivas, tais como janelas abertas, portas, ventilador, *etc*. Procure ficar próximo ao aluno sempre que for fornecer novas instruções. Usar linguagem simples, como evitar ordens múltiplas, apresentar as instruções o mais simples possível, com frases curtas e palavras do vocabulário da criança. Revisar a matéria antes de um novo tópico, o professor deverá promover ao aluno a sensação de “sucesso”.

Evitar a fadiga auditiva, pois os alunos com problemas de processamento auditivo tendem a se cansar facilmente devido às distrações externas da classe. Quando o aluno já estiver fatigado, evite tarefas auditivas (que exijam compreensão da fala), dê preferência a esse tipo de tarefa no início do dia ou alterne tarefas que exijam maior atenção auditiva com tarefas de menor exigência.

Checar a compreensão, ficar atento aos sinais de desatenção, a diminuição da concentração ou da compreensão do aluno com dificuldades auditivas. Nesses momentos, pode ser necessário repetir as instruções ou simplificá-las. Para checar se houve compreensão, deve-se pedir ao aluno que repita o que foi solicitado com suas próprias palavras ou conforme entendeu.

Permitir que em tarefas e provas, a criança faça a leitura oralmente em voz baixa, com o retorno auditivo, pois a concentração e a compreensão serão melhores. E, manter o contato com o fonoaudiólogo da criança facilitará a compreensão do problema dela e a orientação de estratégias individuais.

Grupo	Estratégias
Grupo 1	Brincadeira cabra cega, caça ao tesouro. Brincadeira qual é a música. Brincadeira de telefone sem fio com transmissão de frases. Brincadeira de associação de palavras e ações. Cada palavra será associada a uma ação. Toda vez que a professora falar uma palavra, os alunos deverão executar uma ação pré-determinada. Exemplo: toda vez que as crianças escutarem a palavra coração, elas deverão dar um pulo; toda vez que escutarem a palavra lua, deverão bater palma... Variação: começar com ações isoladas e aumentar a complexidade, formando sequências de ações.
Grupo 2	Com as crianças dispostas em filas ou em roda, elas devem cantar uma música conhecida por todos. Ao decorrer da música, cada hora é a vez de uma criança bater palmas no ritmo da música até completar 10 palmas e, seguindo a ordem, a próxima criança deverá continuar as palmas assim que a anterior parar, e assim por diante. Brincadeira "Fui à feira". Brincadeira com onomatopeias de animais: a primeira criança inicia fazendo o primeiro som de um animal, o próximo deverá repetir o som dela e incluir um novo, o próximo deverá repetir na sequência os dois sons e incluir um novo e assim por diante. Entregar à criança uma folha com várias letras espalhadas. A professora dá o comando para circular a letra que faz determinado som, por exemplo, o som do /s/ com a cor azul, em seguida de verde a que faz o som do /z/, depois de amarelo a que faz o som do /b/, e assim por diante. A professora deverá falar uma sequência de palavras para que a criança as escreva na ordem correta. Variação da atividade: com outra sequência, a professora poderá solicitar que a criança a escreva na ordem inversa. O número de palavras na sequência poderá aumentar para dificultar a atividade. Uma pessoa fala uma palavra e outra pessoa fala outra palavra ao mesmo tempo. As crianças deverão descobrir qual palavra uma das pessoas disse.

Grupo	Estratégias
Grupo 3	Separar objetos para brincar de adivinhar qual foi o som. Primeiro, apresente o som dos objetos selecionados. Em seguida, faça o som de forma que a criança não veja o objeto e, na sequência, peça que ela diga qual foi o objeto que produziu o som ouvido. Variação: inicie com dois objetos e vá ampliando a quantidade de sons em sequência para que a criança memorize. Fazer um barulho X vezes e pedir à criança que conte quantas vezes ouviu. Pode variar no estímulo (tambor, caneta na mesa, fecho abrindo e fechando, tampa de panela...). Inicie com o ritmo lento e aumente a velocidade apenas se ela conseguir identificar. Construção de um jogo da memória sonoro com potes pequenos. Coloque dentro objetos que façam barulhos ao sacudir, como pedras, sementes, grãos, miçangas, para que a criança forme os pares que tenham os mesmos sons. A professora fica com um apito de som fino e uma corneta com som grosso e solicita que toda vez que as crianças escutarem o som fino elas devem escrever uma palavra que inicie com um fonema surdo e toda vez que ouvirem o som grosso devem escrever uma palavra que inicie com um fonema sonoro. Variação: podem escolher determinados fonemas para o som fino e para o som grosso. Atividade de identificação de fonema inicial. A criança deverá ficar com uma folha separada ao meio por uma linha. Toda vez que a professora disser uma palavra iniciada por determinado fonema, a criança deverá marcar um X no lado deste fonema na folha, e quando ela falar uma palavra começada com outro fonema, marcar no lado correspondente. Ao final, a criança deverá observar qual dos dois fonemas preencherá 10 palavras primeiro. Realizar ditado de palavras com competição auditiva de uma música. A criança deverá ler a mesma frase usando pontuações diferentes. E demonstrando sentimentos diferentes. Jogo da rima. A professora narra um acontecimento e a criança fala qual sentimento existe naquela situação.

Tabela 3 – Estratégias de estimulação das habilidades auditivas por grupo

Conhecer cada criança e as suas dificuldades é importante para que sejam pensadas estratégias em que elas possam se beneficiar individualmente e em grupo. Desta forma, é necessária uma avaliação criteriosa principalmente das crianças que manifestam dificuldades escolares. É possível realizar estimulações para as alterações de processamento auditivo central das crianças para que elas avancem em seu desenvolvimento, e os professores também fazem parte deste processo, portanto, é importante eles conhecerem e se apropriarem das estratégias para que possam fazer uso.

REFERÊNCIAS

American Academy of Audiology (2010). *Guidelines for the diagnosis, treatmentand management of children and adults with central auditory processing disorder [Guidelines and Standards]*. Available at: https://www.audiology.org/publications-

-resources/document-library/central-auditory-processing-disorder [acessado 08.06.21].

American Speech-Language-HearingAssociation (2005). (Central) *Auditory processing disorders [TechnicalReport]*. Availableat: https://www.asha.org/policy [acessado 08.06.21].

Associação Brasileira para Qualidade Acústica. *Manual Pro-Acústica para Qualidade Acústica em Escolas*. Pró-Acústica, São Paulo-SP, Brasil. 2019. p. 23.

Bellis, T. J. (1996). *Assessmentand management of central auditory processing disorders in the educational setting*. San Diego, CA: Singular Publishing Group.

Bellis, T. J. (2003). *Assessmentand management of central auditory processing disorders in the educational setting: Fromsciencetopractice, secondedition*. Clifton Park, NY: Delmar Learning.

Bellis, T., & Ferre, J. (1999). Multidimensional approach tothedifferentialdiagnosisof central auditoryprocessingdisorders in children. *Journal of the American Academy of Audiology, 10,* 319-328.

Cibian A P, Pereira L D. Use of questionnaires in the monitoringofauditory training results. *Distúrbios Comun*. 2015; 27:466-78.

Chermak, G. D., & Musiek, F. E. (1997). *Central auditory processing disorders: New perspectives*. San Diego: Singular PublishingGroup.

Chermak, G. D., & Musiek, F. E. (Eds.) (2007). *Handbookof (central) auditoryprocessingdisorder: Comprehensiveintervention – Volume II*. San Diego, CA: Plural Publishing.

Colorado Department of Education. (Central) *Auditory Processing Deficits: A Team Approach to Screening, Assessment & Intervention Practices*. Revised 2008.

Donadon C, Pinto S N F R, Couto C M, Colella-Santos M F. *Questionnaire children's auditory performance scale: translation and adaptationin to Brazilian Portugues e [Monograph]*. Campinas, SP: Programa de Pós-Graduação Latu Sensu da Faculdade de Ciências Médicas, Universidade Estadual de Campinas-UNICAMP; 2015.44.

Feniman M R, Souza T C, Teixeira T S, Mondelli M F C G. Perception of parentes about the auditory attention skill sofhiskidwithcleftlip and palate: retrospective study. *Int Arch Otorhinolaryngol*. 2012;16:115-20.39.

Educational Audiology Assossiantion. *Accessing the sounds of learning*. Available at:https://edaud.org/[acessado 08.06.21].

Ferre, J. (1999). CAP Tips. *Educational Audiology Review, 16 (2),* 28.

Katz J, Tillery KL. Anintroducingtoauditoryprocessing. In Lichtig I, Carvallo RM. *Audição abordagens atuais*. Carapicuíba: Pró-Fono; 1997. p. 119-43.

Lima-Gregio A M, Calais L L, Feniman M R. Otitis media and sound localization ability in preschoolchildren. *Rev CEFAC*. 2010;12:1033-40.

McDermott E E et al. Assessing Auditory Processing Abilities in Typically Developing School-AgedChildren. *J AmAcadAudiol,* 2016; 27(02): 072-084.

Nunes C L, Pereira L D, Carvalho de G S. Scaleofauditorybehaviorsandauditorybehaviortests for auditory processin gassessment in Portuguese children. CoDAS. 2013;25:209-15.

Schneider B A, Daneman M, Pichora-Fuller M K. Listening in aging: from discourse comprehension to psychoacoustics. *Can J ExpPsychol*. 2002;56(3):139-52.

Volpatto F L et al. Questionnaires and checklists for central auditory processing screeningused in Brazil: a systematicreview. *Braz J Otorhinolaryngol*. 2019;85(1):99---110

Yokoyama C H, Dias K Z, Pereira L D. *The auditory processing domains questionnaire (APDQ): Portuguese version [Monograph]*. São Paulo, SP: Departamento de Fonoaudiologia, Curso de Especialização em Audiologia, Universidade Federal de São Paulo-UNIFESP; 2015.45. Pereira LD.

PAC E ADAPTAÇÃO CURRICULAR: O QUE OS PROFESSORES PRECISAM CONHECER

Vanissia Vendruscolo

Anabela Cruz-Santos

José Carlos Morgado

A comunicação entre fonoaudiólogos e educadores e os benefícios dos encaminhamentos com diagnóstico precoce é de fundamental importância nas séries acadêmicas iniciais. Considerando a diversidade dos bancos escolares, torna-se fundamental que parcerias ocorram, na tentativa de proporcionar um processo de ensino-aprendizagem cada vez mais dinâmico e que atenda às demandas de cada criança (Bello et al., 2012).

É neste contexto de necessidades educativas especiais que abordaremos neste capítulo a importância do apoio mútuo entre professores e fonoaudiólogos, a fim de construir reflexões e ações em conjunto por meio da educação inclusiva, na tentativa de proporcionar um processo de ensino-aprendizagem cada vez mais dinâmico, e que atenda às necessidades das crianças com Transtorno do Processamento Auditivo Central (TPAC).

Há um consenso geral de que as habilidades de percepção auditiva influenciam o desenvolvimento da linguagem, e que pode ser difícil separar a influência das habilidades auditivas e de linguagem no que diz respeito às demandas acadêmicas (Richard, 2012). Dessa forma, o Transtorno do Processamento Auditivo Central pode levar a gerar ou estar associado a dificuldades em funções da linguagem, aprendizagem e/ou comunicação de ordem superior (ASHA, 2010).

Os anos escolares são aqueles em que é desenvolvida a grande parte do pensamento e, concomitantemente, o desenvolvimento das habilidades auditivas, entretanto já se iniciadas logo após o nascimento, atingindo a sua maturação por volta dos 12 aos 13 anos de idade. À medida em que se processa, há o amadurecimento dessas habilidades, o organismo se comporta de maneira cada vez mais eficiente diante dos estímulos acústicos. Dessa forma, as habilidades auditivas são desenvolvidas com as experiências no mundo sonoro e dependem da neuro-maturação de estruturas complexas do sistema nervoso central (Pereira, 2014).

Segundo Bianchi (2001), a pessoa com TPAC tem audição normal, detecta os sons, mas não interpreta as informações. Com as vias auditivas íntegras, o som é processado e isso desenvolve. Então, temos a capacidade de analisar aquilo que ouvimos. Essa capacidade é chamada de Processamento Auditivo Central (PAC), a qual envolve os processos de detecção, de análise e de interpretação de estímulos sonoros, e esses processos que ocorrem acontecem no sistema auditivo periférico e no sistema auditivo central. O som, após ser detectado, sofre inúmeros processos fisiológicos e cognitivos para que seja decodificado e compreendido (Ramos et al., 2007).

Em 2005, a ASHA afirmou que o Transtorno do Processamento Auditivo Central é uma disfunção neural, visto que a origem se focaliza nas fibras neurais do sistema auditivo, componente do sistema nervoso central, e que esta disfunção pode afetar outras áreas, como a linguagem e as funções cognitivas.

As dificuldades relacionadas ao TPAC manifestam-se, geralmente, na sala de aula e constituem uma barreira à aprendizagem. Tais dificuldades são rapidamente visíveis, na medida em que as crianças: apresentam respostas atrasadas às instruções verbais; revelam incapacidade de separar os relevantes e descartar os irrelevantes; mostram incompreensão da linguagem falada; apresentam maior dificuldade para utilizar linguagem nova; têm dificuldade em manter as informações na memória de curto prazo e manipular as informações (ou seja, a memória de trabalho), o que afeta a alfabetização, a matemática, a redação, a escuta e as instruções (pode lembrar a última parte da mensagem, mas esquecer a primeira); apresentam dificuldade em anotar e dificuldades significativas em adquirir habilidades fonéticas fundamentais para a leitura (e a ortografia) devido à má representação dos sons básicos da fala (Chermak, Musiek, & Weihing, 2017).

Na área educacional, o trabalho com a identidade, a diferença e a diversidade é central para a construção de metodologias, materiais e processos de comunicação que permitam atender ao que é comum e ao que é específico entre os estudantes (Camargo, 2017).

Currículo e inclusão são hoje duas palavras com uma significativa centralidade nos discursos sobre educação. O currículo é um meio de acolher e incluir as crianças. Além disso, as crianças são avaliadas e apoiadas de maneira mais efetiva e mais justa, num ambiente multidisciplinar. É provável que o TPAC se sobreponha a outros tipos de distúrbios em muitas crianças. Desta forma, deve existir um Programa de Educação Individualizado (PEI) que aborde a leitura, a atenção ou a linguagem, além de dispositivos funcionais de escuta que favoreçam a aprendizagem (Whitelaw, 2016). Este programa deve ser concebido para cada aluno, no âmbito de uma planificação centrada na sua pessoa, em que se identificam as medidas de suporte à aprendizagem, promovendo o acesso e a participação em contextos inclusivos (Decreto-Lei Nº 54/2018, de 6 de julho).

É nesta ordem de ideias que se fala em diferenciação pedagógica, uma vez que esta se refere, essencialmente, à necessidade de adequar o ensino às características cognitivas do aluno e às suas necessidades específicas. Para conseguir, o professor pode introduzir níveis de dificuldade na mesma atividade, que induzam a diferentes competências ou diferentes saberes, ou, ainda, propor diferentes atividades para diferentes alunos (Correia, 2018).

A propósito da diferenciação pedagógica, convém lembrar que nem sempre se consegue que a mesma produza os efeitos com os quais se idealizou. A abertura da escola a novos públicos, o aprofundamento da globalização – colocando novas exigências educativas – e a necessidade da afirmação de um paradigma educativo que privilegie mais a aprendizagem do que o ensino, colocaram novos desafios às escolas, o que repercutiu na forma como se organiza e desenvolve o currículo nas escolas. A aprendizagem deixa de ser vista como mero processo de acumulação e idealiza-se como um processo de construção em contexto, o que implica na apropriação pessoal de experiências (Pinto, 2007) e no envolvimento do aluno nesse processo. No entanto, os aspetos referidos aumentaram a diversidade dos alunos que hoje frequentam a escola, com características, capacidade e competências bem distintas, o que tornou mais complexo o ensino e a aprendizagem e contribuiu para que a escola tendesse a se pautar pela uniformidade curricular, “perspetivando a intervenção pedagógica em função do chamado *aluno médio*, abstrato”, o que contribuiu para gerar desigualdades em termos de sucesso educativo.

Em suma, a diferenciação pedagógica pode fazer a diferença se, como reitera Pinto (2007), conseguirmos individualizar o ensino, ajudando cada um a superar as suas dificuldades, o que só é viável se colocarmos o aluno no centro do processo de aprendizagem, ou seja, do próprio currículo. Daí a pertinência da diferenciação, entendida como prática inerente ao próprio processo de desenvolvimento curricular (Pinto, 2007), que permite que cada um aprenda de acordo com as suas capacidades, interesses e objetivos. Em suma, trata-se de um procedimento que visa à inclusão dos estudantes, independentemente de suas origens, características e capacidades.

Para Correia (2018), a inclusão acadêmica deve responder a um conjunto de questões como:

- Que tipo de atitudes e expectativas devem mudar?
- Que tipo de recursos humanos e materiais devem ser considerados?
- Que tipo de formação para os docentes?
- Que tipo de mudanças deve-se operar na sala de aula?
- E na escola?
- Que tipo de envolvimento parental?

O autor ressalta também a importância do compromisso perante a filosofia da inclusão por todos os envolvidos no processo educativo, docentes e pais, que devem ver a escola como uma organização com um projeto definido, que disponibiliza redes de apoio especializadas, a nível individual se necessário, introduzindo práticas em que impere a diversidade curricular, além de manter a cultura de práticas de colaboração entre todos os agentes educativos.

Dentre os vários acordos que envolvem Brasil e Portugal, signatários das políticas de educação para todos os estudantes, numa perspetiva inclusiva desde a década de 1990, destacam-se a Declaração Mundial sobre Educação para Todos (WCEFA, 1990), que direcionou o Plano de Ação para satisfazer as necessidades básicas de aprendizagem dos estudantes, e a Declaração de Salamanca (UNESCO, 1994), que estabelece que:

> (...) todos os alunos devem aprender juntos, sempre que possível, independentemente das dificuldades e das diferenças que apresentem. Estas escolas devem reconhecer e satisfazer as necessidades diversas dos seus

> alunos, adaptando-se aos vários estilos e ritmos de aprendizagem, de modo a garantir um bom nível de educação para todos através de currículos adequados, de uma boa organização escolar, de estratégias pedagógicas, de utilização de recursos e de uma cooperação com as respectivas comunidades (...)

O movimento de inclusão em Portugal, efetuado em Salamanca, começou a receber uma atenção muito especial depois da realização da "Conferência Mundial sobre Necessidades Educativas Especiais: acesso e qualidade". A conferência inspirou-se nos princípios que regiam o movimento de inclusão e no reconhecimento da necessidade de atuar com o objetivo de conseguir escolas para todos (Correia, 2018).

A Convenção Internacional das Nações Unidas sobre os Direitos das Pessoas com Deficiência (ONU, 2006) foi outro documento internacional, marcadamente direcionado para uma educação inclusiva e acordado entre os países signatários. Esse documento reitera a educação escolar como um direito da pessoa com deficiência, com igualdades de oportunidades em todos os níveis de ensino, em sistemas inclusivos de qualidade e gratuitos. Recomenda-se, também, que sejam feitas "adaptações" razoáveis conforme às necessidades pessoais de cada indivíduo, que recebam o apoio de que necessitam no âmbito do sistema educacional geral, "com medidas individualizadas e efetivadas em espaços que maximizem o desenvolvimento acadêmico e social", compatível com a meta de inclusão plena, visando facilitar sua efetiva educação (ONU, 2006).

Em Portugal, no dia 6 de abril de 2018, foi publicada uma nova peça legislativa: o Decreto-Lei nº 54/2018, que revogou o Decreto-Lei 3/2008. A nova Legislação,

> (...) estabelece como uma das prioridades da ação governativa a aposta numa escola inclusiva onde todos e cada um dos alunos, independentemente da sua situação pessoal e social, encontram respostas que lhes possibilitam a aquisição de um nível de educação e formação facilitadoras da sua plena inclusão social. Esta prioridade política vem concretizar o direito de cada aluno a uma educação inclusiva que responda às suas potencialidades, expectativas e necessidades no âmbito de um projeto educativo comum e plural que proporcione a todos a participação e o sentido de pertença em efetivas condições de equidade, contribuindo assim decisivamente, para maiores níveis de coesão social...[ ]...O presente decreto-lei tem como eixo central de orientação a necessidade de cada escola reconhecer a mais – valia da diversidade dos seus alunos, encontrando formas de lidar com essa diferença, adequando os processos de ensino às características e condições individuais de cada aluno, mobilizando os meios de que dispõe para que todos aprendam e participem na vida da comunidade educativa (...)

De acordo com o Decreto-Lei nº 54/2018, a educação inclusiva é o processo que visa responder à diversidade das necessidades e potencialidades de todos e de cada um dos alunos, por meio do aumento da participação nos processos de aprendizagem e na vida da comunidade educativa. Dessa forma, as escolas devem incluir nos seus documentos orientadores as linhas de atuação para a criação de uma cultura de escola onde todos encontrem oportunidades para aprender e as condições para se realizarem plenamente, respondendo às necessidades de cada aluno, valorizando a diversidade e promovendo a equidade e a não discriminação no acesso ao currículo e na progressão ao longo da escolaridade obrigatória (Decreto-Lei nº 54, 2018).

A Lei 13.146 de julho de 2015, chamada de Lei Brasileira de Inclusão, consagrou a política de educação inclusiva no Brasil, a qual assegura a oferta de um sistema educacional inclusivo em todos os níveis e modalidades de ensino. A Lei estabelece, ainda, a adoção de um projeto pedagógico que institucionaliza o atendimento educacional especializado, com a disponibilização de profissionais de apoio (Lei nº 13.146).

Perante um idealismo desejável, que associa a inclusão aos direitos humanos e à equidade social, é indispensável que os docentes demonstrem atitudes inclusivas nas suas práticas (Ferreira, Prado, & Cadavieco, 2015). Para o efeito, deve existir um programa de orientação escolar para adaptar o currículo às exigências educativas de crianças com necessidades educativas especiais. Preconiza-se que existam tarefas específicas e adaptadas, que constituem adaptações necessárias para que os alunos com necessidades educativas especiais tenham sucesso educativo.

É nesse sentido que o Decreto-Lei nº 54/2018, de 6 de julho, considera pertinente a existência de Acomodações Curriculares, que define como:

> (...) medidas de gestão curricular que permitem o acesso ao currículo e às atividades de aprendizagem na sala de aula, através da diversificação e da combinação adequada de vários métodos e estratégias de ensino, da utilização de diferentes modalidades e instrumentos de avaliação, da adaptação de materiais e recursos educativos e da remoção de barreiras na organização do espaço e do equipamento, planejadas para responder aos diferentes estilos de aprendizagem de cada aluno, promovendo o sucesso educativo (alínea a, do art. 2º, do D.L. Nº 54/2018).

Nesse contexto, um dos pilares mais significativos na educação de uma criança são os professores do ensino regular, que devem estar munidos das ferramentas necessárias para que os direitos dos alunos com necessidades educativas especiais sejam assegurados com base no reforço de atitudes e dinâmicas de implementação de culturas organizacionais e pedagógicas inclusivas (Correia, 2018).

Crianças com necessidades especiais são aquelas que, por alguma diferença no seu desenvolvimento, requerem certas modificações ou adaptações complementares ou suplementares no programa educacional, visando torná-las autônomas e capazes de serem mais independentes possíveis para que possam atingir todo seu potencial (Correia, 2017).

Em Portugal, o diploma que temos vindo a referir reporta, ainda, a outro conceito que consideramos fundamental para as escolas e para as estruturas de apoio que aí existem, para que elas se estruturem de modo a dar uma resposta eficaz, em termos de inclusão, aos alunos com necessidades especiais, ao longo da escolaridade obrigatória. Trata-se das Adaptações Curriculares, entendidas como medidas de gestão curricular que "não comprometem as aprendizagens previstas nos documentos curriculares", podendo, inclusive, revestir-se de diferentes propósitos e incluir alterações quer "ao nível dos objetivos e conteúdos", quer ao nível da "sua priorização ou sequenciação, ou na introdução de objetivos específicos de nível intermédio", permitindo, assim, concretizar as aprendizagens consideradas essenciais, quer, ainda, da "introdução de outras aprendizagens substitutivas" que facilitem o desenvolvimento de competências que potenciem a autonomia, "o desenvolvimento pessoal e o relacionamento interpessoal" (D. L. nº 54/2018, pp. 2919-2920).

No Brasil, o Ministério da Educação (MEC) preconiza que o processo de construção de um sistema educacional inclusivo é de responsabilidade de todos os que fazem parte da sociedade, e que adaptações curriculares são respostas educativas que devem ser dadas pelo sistema educacional, de forma a favorecer a todos os alunos. Essas adaptações curriculares realizam-se em três níveis:

– Adaptações no nível do projeto pedagógico (currículo escolar), que devem focar, principalmente, a organização escolar e os serviços de apoio, propiciando condições estruturais que possam ocorrer no nível de sala de aula e no nível individual.

– Adaptações relativas ao currículo da classe, que se referem, principalmente, à programação das atividades elaboradas para a sala de aula.

– Adaptações individualizadas do currículo, que focam a atuação do professor na avaliação e no atendimento a cada aluno (MEC, 2021).

Para que as adequações escolares sejam implementadas, o professor faz a intermediação entre aluno e conhecimento, de maneira a interceder nas atividades que o aluno ainda não tem autonomia, oferecendo ajuda necessária a fim de que se sinta capaz de aprender realizá-la. É nesse contexto dinâmico que o professor seleciona técnicas de ensino e apoio para enfrentar e resolver dificuldades acadêmicas.

ORIENTAÇÕES PARA PROFESSORES

Considerando a importância de os professores terem conhecimento de orientações específicas no apoio pedagógico ao aluno com TPAC, elaboramos uma vasta pesquisa de forma a apresentar as mais recentes orientações, com base de dados nacionais e internacionais, fundamentadas em evidências científicas (ASHA, 2010; *kidshealth.org*, 2020; *Brain Balance Achievement Center*, 2020; Medeiros, Siqueira, & Almeida, 2009; *Practice Guidance British Society of Audiology Management of APD*, 2011).

1. Quanto ao posicionamento em sala de aula e intervenções do professor, é indicado colocar o aluno perto da fonte de som principal, distante de ruídos (portas e janelas), longe de colegas muito agitados e barulhentos, e longe das paredes; falar sempre próximo à criança e de frente para ela, sabendo que com o passar do tempo e com sua melhora, a distância poderá ser aumentada; tentar não falar quando o rosto não estiver visível para a turma ou se o professor estiver de costas para a turma; se estiver usando um sistema FM pessoal ou sonoro, certificar-se que esteja funcionando antes; dar instruções claras e diretas, em pequena quantidade e repetir; parafrasear ou resumir pontos importantes com frequência; utilizar ferramentas visuais, imagens e gestos para ajudar na aprendizagem; atrair a atenção da criança antes de começar a falar (ex.: usar toque de forma discreta), alertar antes de falar algo importante e verificar regularmente a atenção; orientar a criança com frases como: "Aqui está" ou "estamos chegando à parte importante" para que a criança saiba que é hora de prestar atenção; usar "sequenciamento" de palavras como "primeiro, segundo e, por último", pois ajuda a criança a permanecer engajada e orientada durante as aulas; verificar a compreensão do aluno; usar o método "*teach-back*" (peça à pessoa que diga o que acabou de dizer); incentivar o aluno a pedir

esclarecimentos e dar *feedback* positivo; trabalhar reforçando a relação dos fonemas com as letras, mesmo que o método de alfabetização do colégio não siga esta linha, pois estas pistas são importantes para essa criança; em tarefas de elaboração oral ou gráfica, assegure-se de que a noção de início, meio e fim esteja organizada; dar *feedback* positivo.

2. Quanto à organização do material/ao auxílio de estudo, é indicado permitir que o aluno se sente em pares para apoio; realizar checagem da agenda periodicamente; em caso de lentidão, permitir que o aluno fotografe o quadro ou grave a aula; utilizar pré-ensinamentos de informações novas – vocabulário/conteúdo; encorajar a gravação da matéria com a própria voz/ouvir várias vezes a mesma gravação; utilizar círculos conceituais, mapas mentais coloridos para revisão; ensinar a revisão do conteúdo em forma de vídeo *youtube*; mostrar que estudar com fones de ouvido abafa e diminui o som externo.

3. Quanto aos instrumentos avaliativos, é indicado permitir que a prova seja feita num lugar com poucas interferências; dar instruções em etapas menores; ler as questões das provas para os alunos quando necessário; dar o tempo necessário para a prova ser feita; fazer as adaptações pertinentes às necessidades específicas da criança.

4. Quanto ao relacionamento com os pais, é importante estabelecer um método de comunicação diária com os responsáveis de forma que permita a eles acompanhar o progresso nos estudos. Exemplos: comunique sobre conteúdos ensinados e que precisam de reforço ou mesmo sobre conteúdos que serão ensinados e que o aluno poderá entrar em contato previamente para facilitar a aprendizagem.

Correia (2018) menciona algumas estratégias práticas que devem ser consideradas pelo docente em sala de aula, como: mostrar em vez de explicar; suplementar com pistas visuais, sinais e folhetos; reduzir ou dar mais espaço entre as orientações; reescrever ou ajudar a decifrar instruções orais/escritas; ensinar vocabulário abstrato, origem das palavras, sinônimos/antônimos; variar o tom e o tom de voz; alterar o ritmo; acentuar as palavras-chave; fazer perguntas específicas enquanto ensina para descobrir se eles entendem; dar-lhes de 5 a 6 segundos para responder ("tempo de pensar"); pedir ao aluno para verbalizar constantemente conceitos, palavras do vocabulário, regras, entre outras coisas.

Whitelaw (2016) chama a atenção para aquilo que não funciona em termos de orientação escolar. Segundo ela, listas de recomendações pré-impressas que sugerem "assentos preferenciais", como correção para TPAC, não funcionam. O que é sugerido é que devemos superar essa recomendação global, pois, "do ponto de vista auditivo, não há evidências de que isso mude o ambiente acústico da criança." Ela afirma que existem benefícios colaterais maravilhosos para assentos preferenciais, como o acesso logístico que propicia ao professor melhor acompanhamento do aluno por meio dos sinais que ele transmite, mas ressalta que, acusticamente, esta orientação não tem muito valor, dado o fato de que as salas de aula estão sendo reconfiguradas e de que não há um assento preferencial na frente da sala de aula.

Bellis (2002) corrobora com a ideia de que ser capaz de ver quem está falando é crucial para a criança com TPAC e afirma que não necessariamente o melhor assento em sala de aula é o da primeira fila. Ela orienta que criança com TPAC sente-se numa distância que se sinta confortável, de maneira que visualize o rosto do professor claramente. Em contrapartida, Bellis (2002) relata que cabe ao professor ter certeza de que está sempre voltado para os alunos quando está ministrando informações importantes.

Oiticica e Gomes (2004) verificaram que a interferência dos ruídos externos provenientes do desenvolvimento das cidades, em salas de aula, tornou certas escolas palcos de insalubridade para o desenvolvimento das atividades acadêmicas, definindo este como um dos problemas que mais afetam as escolas porque não contam com ambiente adequado acusticamente e/ou facilitador desta relação, prejudicando e/ou dificultando de diversas formas o aprendizado. As autoras citam uma pesquisa realizada nos Estados Unidos que identifica as salas de aula como locais muito barulhentos, nos quais os estudantes com limiares auditivos considerados dentro da normalidade entenderiam apenas 66% das palavras pronunciadas pelo professor. Em seus estudos, Santos e Schochat (2003) concluíram que o ruído competitivo pode ser um fator relevante no aprendizado da leitura e da escrita, podendo ocasionar uma dificuldade de aprendizagem.

Outra estratégia altamente recomendada para alunos com TPAC é a repetição e o refraseamento. Para Whiterlau (2016), a repetição é boa, mas apenas se estiver em uma apresentação acusticamente melhor do que a primeira vez. A reformulação também é útil, desde que haja informações adicionadas. Se as informações originais foram mal compreendidas, porque a criança não tem o vocabulário para entender o que foi dito, o professor deve dar vocabulário e estrutura de frase diferente, com mesmo significado. Bellis (2002) afirma que a criança com TPAC normalmente se beneficia de repetições diretas ao preencher lacunas que ficaram após a primeira mensagem. No entanto, ao fazer refraseamento, esta criança tem agora uma nova frase completa para decodificar, com novas ausências de palavras. Portanto, repetição é a melhor estratégia para crianças com *deficit* de Decodificação e é contraindicada para crianças com *deficit* de Associação, que se beneficiam com refraseamentos curtos, evitando sentenças longas. Crianças com *deficit* de Prosódia se beneficiam com ambas as abordagens (desde que haja ênfase na mensagem), assim como crianças com *deficit* de Integração Auditiva (desde que não haja distrações visuais ou táteis).

Segundo informações da ASHA (2010), o professor deve pedir ao orador que verifique se o ouvinte compreendeu e afirma que ele deve usar repetição e reformulação ao ocorrer falhas na comunicação. Bellis (2002) chama a atenção para o fato de que a melhor maneira de checar a compreensão é por meio da observação da criança para verificar se ela está fazendo o que foi solicitado. Caso não esteja, ela pode, gentilmente e discretamente, ser redirecionada.

Whiterlau (2016) declara-se contra incentivar o aluno com TPAC a copiar apenas as anotações de outro aluno, pois não se sabe sobre a qualidade dessas anotações, além de afirmar que algumas ferramentas tecnológicas são definitivamente melhores opções para apoiar as informações auditivas de uma maneira diferente, por exemplo, existem ferramentas tecnológicas que permitem que o leitor crie notas verbais com sua caneta, as quais podem ser colocadas em um arquivo do *Word*.

Sabemos que ouvir em ambiente com ruído é difícil para quase todas as crianças, independentemente do TPAC. Johnson (2000) indicou que a criança com audição normal precisa de uma razão sinal-ruído de +6 dB, e que o ouvinte de alto risco precisa de uma relação sinal-ruído de +12 a +20 dB. Para saber a situação real do sinal-ruído da sala de aula, é necessário fazer medições de ambientes, que podem ser feitas a partir de aplicativos de *smartfones*. Para que o aluno com TPAC seja beneficiado, é recomendável que o orador fale mais devagar, faça pausas com mais frequência, enfatize as palavras-chave e coloque suas instruções em ordem (ASHA, 2010).

Bellis (2002) afirma que pré-ensinamentos de novas informações e vocabulários são estratégias apropriadas para a maioria das crianças com TPAC, inclusive para crianças sem o transtorno. Ela relata ainda que pistas visuais e multimodais são benéficas para crianças com TPAC, com exceção das crianças com *deficit* de integração auditiva. Para elas, o ideal é que a informação seja apresentada em sequência – primeiramente a mensagem auditiva, na sequência a pista visual e depois a informação tátil. Informações multimodais podem resultar em confusão para estas crianças.

Ao se tratar de ouvir e falar, as pesquisas são claras: todas as crianças na sala de aula se beneficiam quando podem ouvir e falar claramente. Estudos têm mostrado que mesmo crianças sem problemas de aprendizagem ou *deficits* auditivos apresentam melhor desempenho quando utilizam sistema de amplificação, que reduzem o ruído de fundo e permitem à criança ouvir melhor o professor (Bellis, 2002). Whiterlau (2016) menciona que muitos professores não sabem qual a utilidade do sistema FM. O sistema de FM (transmissor de FM/receptor de FM) funciona como um microfone sem fio, que transmite o som diretamente para o ouvido do aluno, a partir de um microfone usado, neste caso, pela professora (Pereira, 2014). Whiterlau (2016) esclarece que são fáceis de serem usados, possuem qualidade sonora excelente, melhoram a relação sinal-ruído, mas não fornecem amplificação propriamente dita. Para melhora da relação sinal/ruído, ela considera o uso de aparelhos auditivos e afirma que um aparelho auditivo permite melhores opções do que um receptor FM no nível do ouvido.

Esses dispositivos de escuta assistida são especialmente úteis para crianças com deficit de decodificação, que se comportam como crianças com perda auditiva onde muitas partes das palavras são perdidas, ouvidas incompletas ou incorretamente. Para essas crianças, a clareza do sinal acústico é primordial. Por outro lado, a criança com deficit de Prosódia tem um tipo de dificuldade auditiva que não se relaciona com a clareza do sinal. Mesmo quando há clareza sonora, essas crianças permanecem com dificuldades de compreensão, assim como crianças com *deficit* Associativo, cuja dificuldade se encontra no significado da palavra. Crianças com *deficit* de Integração ou deficit de Organização de Saída apresentam dificuldades significantes com situações de escuta no ruído. Dessa forma, este tipo de dispositivo pode ajudá-las a escutar com mais clareza e ajudar na aprendizagem. De qualquer forma, esta decisão deve ser tomada de acordo com as necessidades individuais de cada criança (Bellis, 2002).

A ASHA (2010) recomenda que sejam feitas abordagens de gerenciamento *top down*, ou seja, de cima para baixo. Trata-se de estratégias compensatórias projetadas para minimizar o impacto da TPAC residual que não é resolvida (por meio do treinamento auditivo e que interage e agrava deficits em outras áreas da linguagem, cognitiva e acadêmica), fortalecer recursos de ordem superior (ou seja, idioma, memória, atenção), reforçar habilidades de processamento auditivo deficientes e melhorar os resultados de escuta, comunicação, social e aprendizado.

Diante do exposto, ressaltamos a importância e a responsabilidade acrescida do professor neste processo, uma vez que deles depende, em grande parte, o sucesso educativo dos alunos e o seu desenvolvimento como cidadãos. Na verdade, enquanto agentes do desenvolvimento humano, os professores devem estimular e envolver os estudantes em aprendizagens que viabilizem a construção de conhecimentos e a adoção de competências, atitudes e valores essenciais para a sua integração numa sociedade que se transfigura rapidamente e tem vindo a se tornar, progressivamente, mais complexa e mais exigente.

Para que isso possa acontecer nas escolas, os professores têm de estar sensibilizados para a importância da inclusão de todos, o que requer que alterem parte das suas rotinas e aprendam a trabalhar e a conviver com os colegas e com os estudantes.

As adaptações curriculares indispensáveis para um grupo podem privilegiar a todos por serem amplamente benéficas e, por isso, devem ser compreendidas e aplicadas, já que no ambiente escolar convivemos com diferenças múltiplas. Nesse sentido, estas adaptações visam diminuir e remediar os problemas de aprendizagem que a criança com TPAC possa apresentar.

AGRADECIMENTOS

Anabela Cruz agradece o financiamento deste trabalho concedido pelo Fundos Nacionais através da FCT – Fundação para a Ciência e a Tecnologia no âmbito dos projetos do CIEC- Centro de Investigação em Estudos da Criança da Universidade do Minho, com as referências UIDB/00317/2020 e UIDP/00317/2020.

Dr. José Carlos Morgado agradece o financiamento deste trabalho concedido pelo Centro de Investigação em Educação (CIEd), Instituto de Educação, Universidade do Minho, projetos UIDB/01661/2020 e UIDP/01661/2020, através de fundos nacionais da FCT/MCTES-PT.

REFERÊNCIAS

ASHA – American Speech-Language-Hearing Association. (2010). ASHA: *Professional issues in telepractice for speech-language pathologists. Position statement.* Rockville, Md: The Association. Recuperado de http://www.asha.org/public/hearing/UnderstandingAuditory- Processing-Disorders-in-Children/

Bellis, T. J. (2002). *When the brain can't hear. Unravelling the mystery of auditory processing disorder*. New York: Atria Books.

Bello, S. F., Machado, A. C., & Almeida, M. A. (2012). Parceria colaborativa entre fonoaudiólogo e professor: análise dos diários reflexivos. *Revista Psicopedagogia*, 29(88), 46-54. Recuperado de http://pepsic.bvsalud.org/scielo.php?script=sci_ arttext&pid=S0103-84862012000100007&lng=pt&tlng=pt.

Bianchi, L. (2011). Distúrbio do processamento auditivo central, a doença da incompreensão. *CorreioBrasiliense*. Brasília.

Brain Balance Achievment Center (2020). *Auditory Processing Disorder in the Classroom — How Parents Can Help*. Retirado de https://blog.brainbalancecenters.com/2016/10/auditory-processing-disorder-classroom-parents-can-help

Camargo, E. O. (2017). Inclusão social, educação inclusiva e educação especial: Enlaces e desenlaces. *Ciências e Educação*, 23, 1–6. doi:10.1590/1516-731320170010001

Chermak, G. D., Musiek F. E., & Weihing, J. (2017). Além das controvérsias: A ciência por trás do distúrbio do processamento auditivo central. *The Hearing Review*, 24(5), 20–24

Correia, L. M. (2017). *Fundamentos da educação especial – guia prático para educadores e professores*. Braga, Portugal: Flora Editora.

Correia, L. M. (2018). *Educação Inclusiva e necessidades especiais*. Braga, Portugal: Flora Editora.

Decreto-Lei n. 3/2008. *Diário da República*, de 7 de janeiro de 2008. Retirado de https://dre.pt/pesquisa/-/search/386871/details/normal?q=Decreto-Lei+n.%C2%BA%203%2F2008%2C%20de+7+de+janeiro

Decreto-Lei n. 54/2018. *Diário da República*, de 6 de julho de 2018. Retirado de https://data.dre.pt/eli/dec-lei/54/2018/07/06/p/dre/pt/html

Johnson, C. E. (2000). Identificação de fonemas de crianças em reverberação e ruído. *Journal of Speech, Language, and Hearing Research, 43*, 144-157.

Kidsheatlh Organization (2020). *Auditory Processing Disorder Factsheet (for Schools)*. Retirado de https://kidshealth.org/en/parents/apd-factsheet.html

Lei n. 13.146, de 6 de julho de 2015. *Institui a lei brasileira de inclusão da pessoa com deficiência (estatuto da pessoa com deficiência)*. Brasília, 2015. Retirado de http://www. planalto.gov.br/ccivil_03/_ ato2015-2018/2015/Lei/L13146.htm

MEC – Ministério da Educação (2021). *Projeto Escola Viva – Garantindo o acesso e permanência de todos os alunos na escola – Alunos com necessidades educacionais especiais*. http://portal.mec.gov.br/seesp/arquivos/pdf/cartilha05.pdf

Medeiros, P. L. S., Siqueira, A. R., & Almeida, A. R. (2009). Processamento auditivo na escola: Como trabalhar pedagogicamente o aluno. *Anuário da Produção de Iniciação Científica Discente*, (9)12, 463-476. Retirado de https://repositorio.pgsskroton.com.br/ bitstream/123456789/1040/1/artigo%2031.pdf

Oiticica, M. L. G. R., & Gomes, M. L. B. (2004). O estresse do professor acentuado pela precariedade das condições acústicas das salas de aula. In *Anais do XXIV Encontro Nacional de Engenharia de Produção*. Florianópolis, Brasil.

ONU. (2006). *Convenção sobre os Direitos das Pessoas com Deficiência, aprovada pela Assembleia Geral da ONU*. Retirado de https://nacoesunidas.org/acao/pessoas-com-deficiencia/

Pereira, K. H. (2014). *Manual de Orientação Transtorno do Processamento Auditivo – TPA*. Florianópolis, SC; DIOESC.

Pinto, J. (2007). Individualização e diferenciação: duas gestualidades para lidar com a diferença. In J. Pinto; J. Lopes; L. Santos & J. Brilha, *Diferenciação Pedagógica na Formação* (pp. 53-63). Lisboa: IEFP.

Practice Guidance British Society of Audiology Management of APD (2011). Retirado de http://www.thebsa.org.uk/wpcontent/uploads/2014/04/ BSA_APD_Management_1Aug11_FINAL_amended17Oct11.pdf

Richard, G. J. (2012). Primary issues for the speech-language pathologist to consider in regard to diagnosis of auditory processing disorder. *Perspectives on Language Learning and Education, 19,* 78-86.

Santos, F. A., & Schochat, E. (2003). Dificuldade em ouvir na presença de ruído e dificuldade de aprendizagem. *Fonoaudiologia Brasil,* 6.

UNESCO. (1994). *Declaração de Salamanca sobre princípios, política e práticas na área das necessidades educativas especiais*. Retirado de https://unesdoc.unesco.org/ark:/48223/pf0000139394

WCEFA. (1990). *Declaração mundial sobre educação para todos e plano de ação para satisfazer as necessidades básicas de aprendizagem*. Jomtien, Tailândia.

Whitelaw, G. (2016). Maximizar os resultados para crianças com distúrbios auditivos: Uma abordagem baseada em evidências para gerenciar distúrbios do processamento auditivo. *AudiologyOnline*, artigo 16321. Retirado de http://www.audiologyonline.com.

CONTRIBUIÇÃO DA APRENDIZAGEM SIGNIFICATIVA E AFETIVA PARA O ALUNO COM ALTERAÇÃO DO PROCESSAMENTO AUDITIVO

Luciana Cordeiro Felipetto

INTRODUÇÃO

O educador tem o compromisso de entender como ocorre o processo de aprendizagem e a diversidade de seus alunos para que possa elaborar práticas pedagógicas assertivas, significativas e afetivas no contexto escolar. Ele deve estar atualizado e bem informado sobre como lidar com os diferentes tipos de dificuldades e saber encaminhar o aluno para o profissional adequado quando for preciso.

Faz-se necessário estar atento às faixas etárias e aos fatores que podem dificultar o processo de aprendizagem em escolares. Ademais, ao entender como ocorre e é processada a informação auditiva, é possível constatar que falhas neste processo podem colaborar para que os educandos tenham dificuldades de codificar e decodificar a linguagem e aprender satisfatoriamente.

O objetivo deste capítulo é demonstrar a importância do processamento auditivo central como fator determinante para o processo de ensino-aprendizagem e como é necessário que indivíduos com alteração de PAC sejam incluídos em um contexto escolar que proporcione a eles práticas pedagógicas afetivas e significativas que favorecem seu desenvolvimento.

É sabido que a aprendizagem é um processo que ocorre e depende de vários fatores; dentre eles está a afetividade e o fato de que o conteúdo aprendido tem que ser significativo e fazer parte da realidade do aluno.

A Teoria da Aprendizagem Significativa foi proposta pelo norte-americano David Ausubel (1918-2008), em 1963, na obra The Psychology of Meaningful Verbal Learning. Ausubel publicou seus primeiros estudos sobre a teoria da aprendizagem significativa em 1963 (The Psychology of Meaningful Verbal Learning) e a desenvolveu durante as décadas de 1960 e 1970. Mais tarde, ao final da década de 1970, Ausubel recebeu a contribuição de Joseph Novak, que progressivamente incumbiu-se de refinar e divulgar a teoria.

Aprendizagem significativa é o conceito central da teoria da aprendizagem de David Ausubel e segundo o autor "a aprendizagem significativa é um processo por meio do qual uma nova informação relaciona-se, de maneira substantiva (não-literal) e não-arbitrária, a um aspecto relevante da estrutura de conhecimento do indivíduo". Portanto, novos conhecimentos adquiridos são baseados em conhecimentos prévios que o aluno possui.

A afetividade é outro norteador pois, a escola é o lugar privilegiado para formação exclusiva da cognição e muitas emoções permeiam o aprendiz (medo, dúvidas, alegrias, tristezas...) e todas estão oscilando à medida em que, os desafios antes não imaginados, as tentativas de aprender, o erro e acerto surgem e estão presentes no ato educativo e nos processos de assimilação e acomodação do processo de aprendizagem.

Outro aspecto importante a ressaltar é que identificar precocemente e de forma assertiva alunos com alterações colabora para que os encaminhamentos e as propedêuticas sejam iniciados de forma preventiva, e quando interventiva, são fundamentais para que dificuldades sejam tratadas e/ou minimizadas .

De acordo com a American Speech-Language-Hearing Association (ASHA), o processamento auditivo Central (PAC) são "mecanismos e processos do sistema nervoso auditivo" (ASHA, 1995), os quais capacitam a decodificação e o entendimento da fala, especialmente em situações desfavoráveis, como na presença de ruído de fundo ou fala competitiva (Jerger & Musiek, 2000).

Indivíduos com suspeita de transtorno do processamento auditivo central (TPAC), segundo a ASHA, frequentemente apresentam características comportamentais e dificuldade em compreender a linguagem falada em situação de ruído competitivo, pedem para repetir frequentemente a informação falada, apresentam dificuldade de prestar atenção, distraindo-se facilmente, têm dificuldade em seguir comandos auditivos complexos, dificuldade de localização sonora e dificuldade de aprendizagem. No entanto, essas características não são exclusivas do paciente com alterações de processamento auditivo, podendo ser encontradas em outros diagnósticos como distúrbio de linguagem, Transtorno de Déficit de Atenção e Hiperatividade (TDAH), Transtorno do Espectro do Autismo (TEA), dentre outras. Ademais, estas dificuldades são consequências de falhas no processamento de informações auditivas em uma ou mais habilidades auditivas, e representa uma limitação da transmissão, análise, organização, transformação, elaboração, armazenamento e/ou recuperação, e uso das informações de um evento acústico, não atribuídos à perda auditiva, nem ao déficit intelectual (ASHA, 2015).

A alteração do processamento auditivo pode ser encontrada com várias nomenclaturas. Existem autores que utilizam Distúrbios do Processamento Auditivo (DPA), outros utilizam TPAC – Transtorno do Processamento Auditivo Central e ainda encontra-se o termo DPAC – Distúrbio do Processamento Auditivo Central.

Toda essa problemática leva a problemas de aprendizagem e faz-se necessário que as práticas pedagógicas sejam afetivas e significativas para manter a motivação de um aluno nestas condições, além de conseguir que ele desenvolva suas habilidades e potencialidades apesar das dificuldades.

CONTEXTUALIZANDO A TEMÁTICA: PAC E APRENDIZAGEM

A aprendizagem deve ser lúdica e significativa. Quando estes fatores se combinam, a mágica acontece. Diversos estudos apontam para a necessidade de ter uma aprendizagem significativa, pois ela é inclusiva e apaixonante.

Relvas (2019) destaca o papel da escola, do educador e da família em promover eventos que colaborem com a sociabilidade, em resgatar o prazer de aprender, propondo desafios, possibilitando a oportunidade de aprender por meio da educação cooperativa, colaborativa e menos excludente (p. 19-20).

Segundo o neurocientista Joseph E. Le Doux em seu livro O Cérebro Emocional, e Relvas (2019), o cérebro emocional é mais rápido do que o cérebro pensante e são necessários apenas 12 milissegundos para que as informações emocionais possam ser processadas; enquanto o cérebro pensante leva de 30 a 40 milissegundos para processar um acontecimento ou aprendizado não significativo. Assim, educar a emoção é promover uma habilidade relacionada com o motivar a si mesmo, é persistir diante das frustrações, controlando seus impulsos e canalizando emoções para situações apropriadas. (Relvas, 2019, p. 21).

Todo aprendizado que seja significativo e afetivo ativa o cérebro do estudante e cria rotas alternativas, produzindo novas conexões neuronais e a aquisição de aprendizado (Relvas, 2019, p. 390). Assim, um conteúdo afetivo e de interesse do aluno é adquirido, independentemente da condição do indivíduo e de suas dificuldades.

Como foi supracitado, o DPA ou TPAC é um transtorno de processamento que resulta em falhas nas habilidades auditivas. Os estímulos sonoros são escutados, porém, há um prejuízo na sua interpretação, transmissão, análise, organização, transformação, elaboração, em seu armazenamento e/ou recuperação das informações recebidas (ASHA, 2005; Pereira, 2011).

Katz et al. (1992) afirma que "o processamento auditivo é o que fazemos com o que ouvimos", ou seja, a utilização efetiva da informação auditiva recebida consiste no processo de decodificação das ondas sonoras desde a orelha externa até o córtex auditivo. Se esta informação não é processada como deveria vai comprometer algumas das funções do processamento auditivo e o aluno terá muitos comprometimentos em seu processo de aprendizagem (grifo nosso), além de apresentar dificuldades de localização e lateralização dos sons, discriminação auditiva, reconhecimento do padrão auditivo, aspectos temporais da audição (Pereira, 1997).

À guisa destas definições pode-se constatar que alterações no processamento auditivo levarão a dificuldades e a transtornos de aprendizagem. Se a informação sai do sistema auditivo periférico[1] e chega ao córtex distorcido vai reforçar as dificuldades de codificação e decodificação da informação que será processada.

Observa-se na fala de pais e professores a constatação de que o indivíduo não entende bem o que ouviu; pede para repetir; faz pausas durante a elaboração de conceitos na fala; parece que "vive no mundo da lua"; não lembra o que foi solicitado para ele fazer; apresenta dificuldades

1 Sistema auditivo periférico é o conjunto de órgãos responsável por transmitir e captar o som para as vias auditivas. No sistema auditivo periférico constam o ouvido interno, o ouvido externo e o ouvido médio.

na aprendizagem de outros idiomas, em recontar histórias, em cantar e em dançar no ritmo, dentre outras situações.

Os distúrbios de aprendizagem podem ser divididos em dois grupos: crianças com quadros de deficiência intelectual, sensorial ou motora; e aquelas que apresentam alterações de linguagem, cuja inteligência, audição, visão e capacidade motora estão preservadas. Neste último caso, o quadro é decorrente de disfunções neuropsicológicas que acometem o processamento da informação, resultando em problemas de percepção, processamento, organização e execução da linguagem oral e escrita (Schirmer, Fontoura, & Nunes, 2004).

Segundo Schlünzen (2009) e Souza (2019), a seguir, são listadas as principais causas que podem interferir no processo de aprendizagem de escolares:

A. **Causas físicas**: são representadas pelas perturbações somáticas transitórias ou permanentes. Provenientes de qualquer perturbação do estado físico geral da criança como: febre, dor de cabeça, dor de ouvido, cólicas intestinais, anemia, asma, verminoses e todos os males que atingem o físico de uma pessoa, levando-a a um estado anormal de saúde.

B. **Causas sensoriais**: são todos os distúrbios que atingem os órgãos dos sentidos, responsáveis pela percepção que o indivíduo tem do meio exterior. Qualquer problema que afeta os órgãos responsáveis pela visão, audição, gustação, olfato, tato, equilíbrio, reflexo postural ou os respectivos sistemas de condução entre esses órgãos e o sistema nervoso causará problemas no modo de a pessoa captar as mensagens do mundo exterior e, portanto, dificuldade para ela compreender o que se passa ao seu redor.

C. **Causas neurológicas**: são as perturbações do sistema nervoso, tanto do cérebro, como do cerebelo, da medula e dos nervos. O sistema nervoso comanda todas as ações físicas e mentais do ser humano. Qualquer distúrbio em uma dessas partes constitui um problema de maior ou menor grau, de acordo com a área lesada.

D. **Causas emocionais**: são distúrbios psicológicos, ligados às emoções e aos sentimentos dos indivíduos e à sua personalidade. Esses problemas geralmente não aparecem sozinhos, pois eles estão associados a problemas de outras áreas, como o da área motora, sensorial, etc.

E. **Causas intelectuais ou cognitivas**: são aquelas que dizem respeito à inteligência do indivíduo, isto é, à sua capacidade de conhecer e compreender o mundo em que vive, de raciocinar sobre os seres animados ou inanimados que o cercam e de estabelecer relações entre eles.

F. **Causas educacionais**: o tipo de educação que a pessoa recebe na infância irá condicionar distúrbios de origem educacional, que a prejudicaram na adolescência e na idade adulta, tanto no estudo quanto no trabalho. Portanto, as falhas de seu processo educativo terão repercussões futuras.

G. **Causas socioeconômicas**: não são distúrbios que se revelam no aluno. São problemas originados no meio social e econômico do indivíduo. Os meios físico e social exercem influência sobre o indivíduo, podendo ser favorável ou desfavorável à sua subsistência e também às suas aprendizagens. (Schlünzen, 2009 apud Souza, 2019).

É importante ressaltar que para que ocorra compreensão auditiva da informação é necessária a junção de condições bottom up e top down que são, respectivamente, condições sensoriais (via auditiva) e aspectos como memória, linguagem, funções executivas, cognição, atenção entre outros.

São muitas as variáveis para que a aprendizagem ocorra e, quando ela não acontece como o esperado, o aluno deve ser encaminhado para uma avaliação especializada. Ela deverá ser realizada por uma equipe multidisciplinar capacitada, uma vez que o sucesso da intervenção com ele e seu futuro acadêmico dependem desta assertividade.

Vale a ressalva que é o fonoaudiólogo o responsável pelo diagnóstico e pelo tratamento das alterações de processamento auditivo.

Para Simon e Rossi (2006), a Fonoaudiologia apresenta um papel essencial na avaliação e no tratamento desses transtornos, já que é a ciência que estuda a comunicação humana e seus distúrbios, englobando as áreas de audição, linguagem, voz e motricidade oral, e que sua contribuição nas pesquisas com respeito à aprendizagem tem sido fundamental para o desenvolvimento de novas teorias e condutas, possibilitando possibilitando um desenvolvimento ímpar nessa área de conhecimento.

COMPREENDENDO AS PRÁTICAS PEDAGÓGICAS AFETIVAS E SIGNIFICATIVAS E O ALUNO COM ALTERAÇÃO DE PROCESSAMENTO AUDITIVO EM SALA DE AULA

A educação é um direito de todos e as instituições de ensino devem assegurar que suas práticas pedagógicas incluam todos os alunos, independentemente de sua diversidade e uma educação que forma de fato cidadãos preza por ser humanizada. Isso implica novos desafios para educação e para a escola. O lugar da afetividade e suas relações com a cognição no campo educacional são aspectos a se considerar quando está em pauta a aprendizagem.

Os sistemas de ensino devem assegurar que seus currículos, métodos e técnicas, recursos e organização, além de seus professores, sejam capacitados para manter uma educação de qualidade baseada nos preceitos de equidade e isonomia garantidos pela constituição do Brasil.

É fundamental que o professor esteja apto a elaborar práticas pedagógicas que levem em consideração o indivíduo e suas dificuldades, tendo um olhar inclusivo e atento ao aluno com alteração de processamento auditivo, para que seu processo de aprendizagem ocorra e suas potencialidades sejam desenvolvidas. Como supracitado, sem afetividade não acontece aprendizado.

Para Wallon, Parolin, e Küster (2011), citados por Martins (2019):

> O processo de aprendizagem necessita de investimento empreendedor, que seja motivador e favorável a esse esforço. Concomitantemente, os aspectos afetivos dependem de conquistas realizadas para evoluir... a emoção apresenta tônus muscular e uma expressão; a emoção tende a diminuir o grau de racionalização e eficácia da cognição. Diante disto os educadores são leitores de expressões emocionais e podem planejar melhores performances de seus aprendizes no ambiente educacional. (Martins, 2019, p. 229).

Segundo as autoras Ferreira, Lima e Acioly-Régnier (2010), uma das contribuições centrais de Wallon, está em dispor de uma conceituação diferencial sobre emoção, sentimentos e paixão, incluindo todas essas manifestações como um desdobramento de um domínio funcional mais abrangente: a afetividade, sem contudo, reduzi-los uns aos outros.

Assim, podemos definir a afetividade como o domínio funcional que apresenta diferentes manifestações que irão se complexificando ao longo do desenvolvimento e que emergem de uma base eminentemente orgânica até alcançarem relações dinâmicas com a cognição, como pode ser visto nos sentimentos. Sendo assim, pode-se concluir que é fator primordial para que a aprendizagem ocorra e para que o fator motivacional floresça no contexto educacional.

Também vale destaque de que, as contribuições de modelos de desenvolvimento integral, são fundamentais, pois não dissocia a relação cognição/afetividade, corpo/mente, teoria/prática e sujeito/objeto, apresentando-se assim como uma alternativa à meta educativa humana de privilegiar uma das "dimensões do ser humano como essencial e determinante de todas as outra.

Para Martins (2019), "alunos com dificuldades de aprendizagem, independentemente da etiologia, não correspondem às expectativas sociais e pedagógicas, pois sua neurodiversidade não é respeitada, nem é compatibilizada com as exigências da aprendizagem" (Martins, 2019, p. 230).

Assim, faz-se urgente e necessária a compreensão de que o professor é o vetor da aprendizagem, e que quando ele disponibiliza conteúdo baseado na percepção da diversidade presente em sua sala, e o faz com afetividade, tornam as práticas pedagógicas assertivas e colabora com a educação, com o exercício de cidadania e com o desenvolvimento de seu aluno.

Na perspectiva de David Ausubel (1963), uma Aprendizagem Significativa é uma estratégia promissora em situação formal de ensino e o ponto central é que, dentre todos os fatores que influenciam a aprendizagem, o mais importante é o que o aluno previamente sabe; aspecto considerado ponto de partida (Agra et al., 2019, p. 259) e *o aluno deve ser o protagonista de todo o processo, sendo que, o protagonismo está em quem aprende e não em quem ensina* (Grifo nosso).

Para que a Aprendizagem Significativa ocorra, o material de aprendizagem deve ser potencialmente significativo e o aprendiz deve ter predisposição para aprender, sendo a motivação, a condição primordial para a aprendizagem.

Com estas condições, a aprendizagem torna-se também afetiva. O aluno passa a ser o protagonista de sua aprendizagem e o professor torna-se o mediador. Ele desenvolverá estratégias e conteúdos com base no que os alunos trazem e vai ressignificando e atribuindo significados.

O atual processo de ensino-aprendizagem tem colaborado para uma aprendizagem mecânica, em que os alunos são acostumados a memorizar conceitos, ofuscando, desse modo, o pensar. Os conhecimentos aprendidos mecanicamente somente são aplicáveis às situações já conhecidas e que não implicam a compreensão, pois não instrumentalizam o aluno a agir com autonomia diante de sua realidade (Agra et al., 2019, p. 259).

A Aprendizagem Significativa não é efêmera e nem facilmente esquecida, pois ela está inserida no universo do aluno, baseada em aprendizagens anteriores e vivenciadas.

Periotto (2017) apresenta a citação de Paiva Netto (2010), a qual afirma que "o afeto para as crianças e respeito para jovens são semelhantes a uma máquina funcionando: em uma parte das rodas dentadas, a mente, a lógica; em outra, a alma, o sentir, que impede que nos tornemos cada vez mais selvagens!" (p. 58).

Aqui vale a ressalva de que a escola é o local de transformação, de aprendizagem colaborativa e compartilhada e cabe ao professor ser esta engrenagem que faz tudo funcionar e tornar os alunos independentes de sua singularidade e diversidade, protagonista de sua aprendizagem, resgatando sua autoestima, libertando a todos para desenvolverem suas habilidades e potencialidades em seu próprio tempo, e não no tempo da escola, cujos turnos, muitas vezes arbitrários, precisam ser repensados.

A aprendizagem afetiva resulta de sinais internos do qual o indivíduo pode identificar experiências tais como: prazer, dor, descontentamento, alegria ou ansiedade. Algumas experiências afetivas sempre acompanham as experiências cognitivas.

Vygotsky (2003) afirma que "a afetividade é considerada a energia que move ações humanas, ou seja, sem afetividade não há interesse nem motivação".

A escola de hoje é muito conteudista e pouco humanizada. A ludicidade perde espaço para práticas pedagógicas maçantes e repetitivas, sem significado para aquele que aprende. Conteúdos são mutáveis e o que deve determinar a aprendizagem são as relações, o desenvolvimento da autonomia e da empatia. O professor precisa estar atento ao aluno e às suas expectativas, para que sua aprendizagem se concretize e torne o processo inclusivo e prazeroso.

COMO O PROFESSOR PODE AJUDAR O ALUNO COM ALTERAÇÃO DO PROCESSAMENTO AUDITIVO

A audição é um dos órgãos dos sentidos mais importantes para o desenvolvimento de habilidades sociais e escolares.

Para Gielow (2001), como citado em Medeiros (2008), "a audição é uma das vias de integração do indivíduo com seu mundo, sendo assim responsável por inúmeros processos no seu desenvolvimento em sua existência".

Katz e Wilde, como citado em Simon e Rossi (2006), relatam que "os transtornos de aprendizagem, especialmente os problemas de leitura e as dificuldades com fonemas, com a compreensão leitora e os comprometimentos de ortografia e de habilidades com línguas estrangeiras estão associadas às DPAs" *ou transtornos no processamento auditivo central TPAC* (Grifo nosso).

O desenvolvimento dessas habilidades requer práticas pedagógicas assertivas que busquem estimular, principalmente, o processamento auditivo de alunos de séries iniciais.

Medeiros (2008) afirma que o professor pode estimular um aluno com TPAC a "aprender a ouvir", ou seja, a desenvolver as habilidades auditivas envolvidas no processamento dos estímulos acústicos, especialmente os verbais, paralelamente às habilidades de linguagem, por meio de boa interação e comunicação professor/aluno, além de condições de escuta favorável no ambiente escolar e que o objetivo é fazer com que o aluno aprenda a usar sua audição para compreender a fala dos outros, monitorar a própria fala e monitorar os sons do ambiente.

Todas estas estratégias são necessárias para que o aluno consiga acompanhar as atividades pedagógicas propostas e desenvolver suas potencialidades.

Mas lembre-se de que podemos ter alunos com vários perfis de processamento[2] e que necessitam de abordagens específicas. Procure o fonoaudiólogo do aluno para saber qual perfil é o dele e como você pode contribuir, além de entender como ele aprende e suas dificuldades.

Após receber um aluno com alteração de processamento auditivo em sua sala de aula, cabe ao professor buscar orientações com a equipe que atende este indivíduo, para que com todas as informações possam ajudar na criação de estratégias voltadas para este educando e como afirma Gadotti (2000, p. 10), precisam contemplar o "desenvolvimento

2 Subperfil primário do transtorno do processamento auditivo, segundo Bellis (1996): decodificação auditiva; prosódia ou não verbal; integração auditiva. Subperfil secundário do TPAC, segundo Bellis (1996): associação auditivo-linguístico; organização de saída.

integral da pessoa: inteligência, sensibilidade, sentido ético e estético, responsabilidade pessoal, espiritualidade, pensamento autônomo e crítico, imaginação, criatividade, iniciativa. Para isso não se deve negligenciar nenhuma das potencialidades de cada indivíduo."

Com estratégias singulares, bem embasadas, será possível que o aluno consiga desenvolver todas as suas habilidades e ele conseguirá acompanhar o ritmo de sua classe.

CONSIDERAÇÕES FINAIS

Sabe-se que alterações do processamento auditivo central podem impactar no desenvolvimento da linguagem e de outras aprendizagens preditoras dos processos de leitura e escrita, por exemplo.

Constatamos a importância do processamento auditivo para que o indivíduo se saia bem em seu processo acadêmico e mantenha sua motivação para aprender.

O aluno deve estar motivado e, para que isto aconteça, faz-se necessário que o professor tenha ciência de como o processo de aprendizagem acontece e que elabore práticas pedagógicas inclusivas e assertivas. Assim, pode colaborar para que o aluno tenha desejo de prosseguir no processo mesmo quando tem muitas dificuldades.

Este contexto de escola inclusiva e de aprendizagem afetiva muitas vezes transforma-se em dificuldades, falta de empatia com o educando e perda do interesse deste em aprender, quando não são mediados adequadamente pelo professor em sala de aula e suas dificuldades não são trabalhadas de forma assertiva.

Por meio de adaptações, e respeitando a diversidade do aluno, é possível tornar a aprendizagem significativa e afetiva e inseri-lo no processo de aprendizagem, possibilitando o desenvolvimento de suas habilidades e potencialidades.

Quando o professor tem conhecimento da dificuldade do aluno e respeita sua forma de aprender e seu tempo, cria estratégias adaptadas, faz com que ele tenha motivação e busque sua adaptação ao contexto escolar a que está inserido. Assim, pratica a verdadeira inclusão, levando em consideração diferentes tipos de inteligência e formas de aprender.

É importante que o professor tenha acesso à equipe que atende seu aluno com alteração de processamento auditivo, para entender como viabilizar a ele estratégias assertivas para que possa aprender e se desenvolver. E a equipe poderá esclarecer as dúvidas e ajudar na formação do plano individual do aluno neste contexto escolar.

REFERÊNCIAS

Agra G, Formiga N. S, Oliveira P. S, Costa M ML, Fernandes M G M, Nóbrega M M L. (2019). *Analysis Of The Concept Of Meaningful Learning. In Light Of The Ausubel's Theory. Rev Bras Enferm* [Internet]; 72(1):248-55. doi: http://Dx.Doi.Org/10.1590/0034-7167-2017-0691.

American Speech-language-hearing Association (Asha) (1995). *Central Auditory Processing: Current Status Of Research And Implications Of Clinical Practice. Rockville.*

Ausubel, D.; Novak, J. & Hanesian, H. *Psicologia educacional.* Rio de Janeiro: Interamericana, 1980. [1]

Bellis, T. J., & Burke, J. R. Screening. Em T. J. Bellis (Org.). (1996). *Assessment And Management Of Central Auditory Processing Disorders. In The Educational Settings* (pp. 91-112). San Diego,Ca: Singular.

Ferre, J. M. (1997). *Processing Power: A Guide To Capd Assessment And Management. San Antonio*, Tx: Communication Skill Builders.

Ferreira, Aurino Lima e Acioly-Régnier, Nadja Maria (2010). *Contribuições de Henri Wallon à relação cognição e afetividade na educação.* Educar em Revista [online]. 2010, n. 36, pp. 21-38. Retirado de : <https://doi.org/10.1590/S0104-40602010000100003>. Epub 18 Jun 2010. ISSN 1984-0411. https://doi.org/10.1590/S0104-40602010000100003.[2]

Gadotti, M (2000). *Perspectivas atuais em educação.* Porto Alegre: Artmed.[3]

Gielow, Ingrid (2001). *Desordens do Processamento Auditivo Central: Orientação Básica a Pais e Professores.* In *Palestra Terapia das Desordens Centrais do Processamento Auditivo.* São José Dos Campos.

Jerger, J.; Musiek, F. E. (2009). *Report Of The Consensus Conference On The Diagnosis Of Auditory Processing Disorders In School-aged Children.* J. Am. Acad. Audiol., V. 11, N. 9, P. 467-474.

Katz, J.; Stecker, N. A.; Henderson, D. (1992). *Central auditory processing: a transdisciplinary view.* St. Louis: Mosby Ear Book.

Katz, J. Wilde, L. (2006). *Distúrbios da Percepção Auditiva em Crianças.* In Simon, L. F. Rossi, A. G. *Triagem do Processamento Auditivo em Escolares de 08 a 10 anos.* Campinas: Psicologia Escolar e Educacional, V. 10, N. 02. Retirado de <http://Pepsic.Bvs-psi.Org.Br/Scielo.Php>. Acesso Em: 8 Out. 2020.

Medeiros, P., P. L. S. (2008). *Processamento Auditivo na Escola: como Trabalhar Pedagogicamente o Aluno.* Anuário da Produção de Iniciação Científica Discente Vol. XI, N. 12, Ano 2008. Retirado de https://Repositorio.Pgsskroton.Com.Br/Bitstream/123456789/1040/1/Artigo%2031.Pdf.

Relvas, M. P. (2019). *Cérebro: contextos, nuances e possibilidades*. RJ: editora Wak.

Souza, K. D. A. (2019). *A importância do treinamento auditivo para a dislexia. Revista Científica Multidisciplinar Uniflu*, v. 2, n. 1, 2019. issn: 2525-4421245.

Schirmer, C. R; Fontoura, D. R. Nunes, M. L. (2004). *Distúrbios da aquisição da linguagem e aprendizagem*. J. Pediatr. v. 80, n. 2, p. 95-103.

Zompero, A. de F. e Laburú, C. E. (2010). *As relações entre aprendizagem significativa e representações multimodais*. Apoio CNPq, Fundação Araucária e Faepe/UEL. Ensaio Pesquisa em Educação em Ciências (Belo Horizonte) [online]. 2010, v. 12, n. 3, pp. 31-40.Retirado de: <https://doi.org/10.1590/1983-21172010120303>. Epub Sept-Dec 2010. ISSN 1983-2117. https://doi.org/10.15 David Ausubel (1918-2008), David Ausubel (1918-2008), em 1963 em 196390/1983-21172010120303.

COMO AJUDAR A CRIANÇA COM TRANSTORNO DO PROCESSAMENTO AUDITIVO CENTRAL EM AMBIENTE DE APRENDIZAGEM VIRTUAL

Najlla Lopes de Oliveira Burle

Patrícia Cotta Mancini

Com o avanço da tecnologia, a mudança da aula presencial para o ensino virtual passou a ser pauta de discussão há algum tempo, porém, para a grande maioria das escolas, o ensino virtual ainda não era realidade. No entanto, no ano de 2020, diversas mudanças ocorreram no mundo com a pandemia da Covid-19 e medidas foram adotadas em diversos setores, dentre eles, a educação. As escolas, que antes tinham o seu ensino, em sua maioria, 100% presencial, precisaram migrar para a única opção de ensino, o ensino on-line e estratégias precisaram ser criadas para que essa nova forma de aprendizagem fosse eficaz. O ensino que antes contava com uma sala de aula contendo mesas, cadeiras, quadro e um professor de frente aos alunos foi substituído pelo ambiente doméstico, contato virtual, computador e fone de ouvido.

Muitos são ainda os desafios enfrentados tanto para o aluno, como para a família e para a escola. No entanto, quando se trata de crianças com alteração no Processamento Auditivo Central (PAC), o desafio se torna ainda maior. Essa mudança expôs os alunos a diversas dificuldades que antes eram imperceptíveis aos pais e até mesmo à escola, como por exemplo, a dificuldade de compreensão do que foi dito, o que impacta diretamente na aprendizagem das crianças. As chamadas de vídeo e áudio foram determinantes nesta percepção, pois, uma vez que não possuem a mesma qualidade sonora do contato presencial, o aluno pode realizar um esforço auditivo para compreender, ou ainda até perder o conteúdo ministrado.

No entanto, no ano de 2020, diversas mudanças ocorreram no mundo com a pandemia da Covid-19 e medidas foram adotadas em diversos setores, dentre eles, a educação. As escolas, que antes tinham o seu ensino, em sua maioria, 100% presencial, precisaram migrar para a única opção de ensino, o ensino on-line e estratégias precisaram ser criadas para que essa nova forma de aprendizagem fosse eficaz. O ensino que antes contava com uma sala de aula contendo mesas, cadeiras, quadro e um professor de frente aos alunos foi substituído pelo ambiente doméstico, contato virtual, computador e fone de ouvido.

Muitos são ainda os desafios enfrentados tanto para o aluno, como para a família e para a escola. No entanto, quando se trata de crianças com alteração no Processamento Auditivo Central (PAC), o desafio se torna ainda maior. Essa mudança expôs os alunos a diversas dificuldades que antes eram imperceptíveis aos pais e até mesmo à escola, como por exemplo, a dificuldade de compreensão do que foi dito, o que impacta diretamente na aprendizagem das crianças. As chamadas de vídeo e áudio foram determinantes nesta percepção, pois, uma vez que não possuem a mesma qualidade sonora do contato presencial, o aluno pode realizar um esforço auditivo para compreender, ou ainda até perder o conteúdo ministrado.

Essa mudança expôs os alunos a diversas dificuldades que antes eram imperceptíveis aos pais e até mesmo à escola, como a dificuldade de compreensão do que foi dito, o que impacta diretamente na aprendizagem das crianças. As chamadas de vídeo e áudio foram determinantes nesta percepção, pois, uma vez que não têm a mesma qualidade sonora do contato presencial, o aluno pode fazer um esforço auditivo para compreender ou ainda até perder o conteúdo ministrado.

O esforço auditivo é definido por alguns autores como a quantidade de recursos cognitivos, tais como atenção, memória e funções executivas, necessária para o reconhecimento dos sinais acústicos, principalmente os da fala (Picou et al., 2013). Como os recursos cognitivos são limitados, será dispensado maior esforço auditivo e, consequentemente, maior será a demanda para a tarefa de percepção de fala, o que pode reduzir a motivação, aumentar a fadiga cognitiva e o desinteresse escolar (Picou et al., 2013). Para minimizar o impacto do esforço auditivo, é necessário buscar melhoria nas condições de escuta. Portanto, o ambiente no qual a criança está inserida para a aprendizagem deve ter condições de escuta adequada, seja esse ambiente a escola ou o doméstico.

A perda do conteúdo ministrado pode ocorrer devido a diversos fatores. A começar pela perda da qualidade do som, ocasionada pelo prejuízo na captação do som e pela sua distorção gerada pelo uso de microfone não profissional durante as aulas, bem como a sua gravação. Ocorre, ainda, uma distorção na amplitude do sinal durante e uma supressão de sons audíveis ao ser humano durante a conversão do sinal sonoro analógico em digital.

No que tange à qualidade da internet utilizada, sabemos que pode ocorrer uma falta de sincronia ou instabilidade, fazendo com que o aluno perca aquele conteúdo dado sem possibilidade de resgate da informação. Além disso, o ambiente doméstico pode não ser adequado ao ensino por conter ruídos interferentes e competitivos, que tiram o foco de atenção do aluno, bem como outros distratores.

Esses fatores são capazes de impactar negativamente todos os escolares, entretanto, podem ter um impacto maior naqueles que apresentam alterações de habilidades auditivas vistas ao exame de avaliação do Processamento Auditivo Central (PAC), em especial à habilidade auditiva de fechamento auditivo.

O fechamento auditivo é a habilidade que se caracteriza pela capacidade do indivíduo em resgatar uma informação auditiva quando parte dela foi omitida ou distorcida (Pereira et al., 2011, 2015). Para que isso ocorra, é necessário o uso das redundâncias extrínsecas e intrínsecas para preencher as partes ausentes ou distorcidas do sinal auditivo, a fim de reconhecer a mensagem (Jacob et al., 2000).

Os fatores extrínsecos estão relacionados ao conhecimento prévio do assunto, à familiaridade com o vocabulário, ao conhecimento dos aspectos fonêmicos da fala, ao ambiente acusticamente adequado e à familiaridade com as regras do idioma. Já os fatores intrínsecos são representados pela repetição do sinal que chega à via auditiva e que pode ser reduzido ou eliminado quando apresenta uma falha (Jacob et al., 2000). Interferências que reduzam a redundância extrínseca do sinal auditivo podem impactar na capacidade do indivíduo de realizar o fechamento auditivo e, neste caso, será necessário um grande esforço cognitivo para compreender a fala (Jacob et al., 2000; Machado et al., 2011).

Além disso, é importante destacar que alterações nos testes mais usualmente utilizados para avaliar a habilidade de fechamento auditivo estão relacionadas a um déficit denominado decodificação, considerado o subperfil mais específico à modalidade auditiva. Trata-se de características de alterações nesse subperfil a dificuldade para discriminar e analisar os sons de fala, dificuldade para ouvir em ambientes ruidosos, necessidade de repetições frequentes, vocabulário restrito e substituições de grafema na escrita (Engelmann et al., 2009).

Apesar da alteração na habilidade de fechamento auditivo ter um maior impacto nas aulas *on-line*, qualquer alteração nas demais habilidades auditivas pode influenciar negativamente na compreensão auditiva. Além disso, sabe-se que aproximadamente 95% dos indivíduos que apresentam alteração no PAC podem ter outras comorbidades associadas, tais como, transtorno do déficit de atenção e hiperatividade, dislexia, dificuldades de aprendizagem, entre outros (McDemontt, 2016). Assim, crianças que têm dificuldades no processamento auditivo e enfrentam todos os demais desafios do contexto de aula *on-line*, podem ter sua aprendizagem comprometida de forma significativa. No entanto, este desafio não é exclusivo do aluno. As escolas e as famílias também precisaram se adequar perante a nova modalidade de ensino, e inúmeras são as dificuldades enfrentadas.

Portanto, diante de todas as dificuldades e dos desafios impostos pela necessidade do ensino remoto, o objetivo deste capítulo é apresentar estratégias para a escola e para a família, a fim de favorecer a aprendizagem por meio do ensino virtual, bem como estratégias para motivar o aluno com alteração do PAC durante a aula *on-line*.

ESTRATÉGIAS PARA OS PAIS

1. Garantir para a criança um ambiente adequado de estudo, dando atenção para:

- o ambiente, o qual deve estar limpo, organizado e com a menor quantidade de fatores distratores possíveis;
- uma boa iluminação do ambiente, de forma que haja pouca sombra e que a criança consiga enxergar o interlocutor com clareza, facilitando a visualização das expressões faciais e também da leitura orofacial;
- a ausência de ruídos e/ou sons competitivos durante a aula *on-line*;

- o local de estudo, sendo que as aulas não devem ser realizadas com a criança sentada no sofá ou na cama, mas sim sentada à cadeira diante da mesa;
- portas e janelas, as quais devem ser evitadas como locais para permanência;
- a porta do ambiente, a qual deve ser mantida fechada;
- a sala no momento da aula *on-line*, a qual deve estar com boa capacidade de absorção acústica e com baixa reverberação.

2. Fornecer para a criança fones de ouvido de preferência com fio por terem melhor qualidade sonora do que os fones com transmissão via *bluetooth*.

3. Usar quadro de rotina, para que tanto os pais como a criança possam se organizar em relação às tarefas do dia.

4. Usar uma *webcam* de boa qualidade, bem como um bom posicionamento desta, buscando garantir que a criança visualize com qualidade o rosto do professor e suas expressões faciais, facilitando a leitura orofacial.

5. Reduzir o tempo de tela durante todo o dia, a fim de descansar a visão.

6. Usar um cronograma de estudos semanal.

7. Dar continuidade à terapia fonoaudiológica para treinar as habilidades auditivas alteradas e, consequentemente, diminuir a perda da informação auditiva, potencializando o aprendizado.

8. Conscientizar a criança de que ela tem dificuldade para compreender a informação e que, durante a aula *on-line*, ela deve olhar atentamente para o falante e evitar realizar outras tarefas durante a aula.

9. Conscientizar a criança quanto ao acesso a redes sociais ou mesmo ao uso do celular durante a aula. Sugere-se manter este em local distinto.

10. Alternar os momentos de estudo e descanso, principalmente se a aula for assíncrona ou for momento de reestudo. Isso pode auxiliar na produtividade, no foco e na motivação para a realização da tarefa, uma vez que longos períodos podem favorecer a fadiga

e a menor assimilação do conteúdo. Por exemplo: a cada 20 minutos de estudo, cinco minutos de descanso.

ESTRATÉGIAS PARA A ESCOLA/PROFESSORES

1. Usar microfones de alta qualidade para melhor compreensão da fala pelo interlocutor. Como características de um bom microfone, podemos citar:

- microfones com canceladores de ruído ou diferenciais;
- dar preferência para alta impedância para que o microfone não dissipe muita potência, reduzindo as distorções;
- microfones com ligeiro acréscimo na resposta em frequência entre 3 e 5 kHz, pois aumenta a inteligibilidade da voz, sendo portanto, mais indicados.

2. Disponibilizar previamente para o aluno o conteúdo a ser ministrado na aula.
3. Gravar todas as aulas para que elas possam ser utilizadas posteriormente pelo aluno como fontes de estudo, bem como para auxiliar caso ele perca o conteúdo ministrado por falha de conexão de internet ou por outras dificuldades.
4. Utilizar *PowerPoint* ou *slides* com menor conteúdo escrito e maior quantidade de imagens, figuras e vídeos, deixando a aula *on-line* a mais interativa possível. O uso de gamificação é uma estratégia interativa bastante interessante durante as aulas *on-line*.
5. Garantir o uso de uma internet estável, na qual o risco de interferência seja o menor possível.
6. Propiciar um ambiente neutro, em que não tenham fatores distratores para os alunos.
7. Ministrar aulas de no máximo 45/50 minutos, com intervalos curtos, de aproximadamente 10 minutos entre as mesmas, a fim de minimizar o impacto da fadiga e do cansaço no aprendizado.
8. Usar uma *webcam* de boa qualidade para facilitar a visualização gestual e a leitura orofacial pelo aluno.

9. Retomar o conteúdo ministrado na aula anterior, a fim de auxiliar o aluno a rever o conteúdo dado e a seguir uma linha de raciocínio para o próximo conteúdo.
10. Utilizar fones de ouvido com fio, reduzindo a perda da informação auditiva pelo aluno.
11. Utilizar instruções curtas para garantir que o aluno não perca parte da informação e prejudique seu desempenho durante a aula.
12. Certificar que o aluno compreendeu a informação fornecida ao dar alguma orientação ou ordem, pedindo que ele repita o que deve ser feito.
13. Repetir uma informação que não foi compreendida pelo aluno na mesma ordem ou dar mesma explicação quantas vezes forem necessárias, com frases e palavras diferentes, reestruturando a mensagem, e não simplesmente repetindo a mesma frase já dita.
14. Expor o conteúdo utilizando de boa articulação, entonação e pausas nítidas, a fim de que a fala tenha uma expressão clara e concisa, sem ambiguidades.

ESTRATÉGIAS PARA O ALUNO

1. Deixar o material a ser utilizado já separado e com fácil acesso.
2. Verificar o quadro de rotinas ao final do dia anterior, como forma de já se organizar para as atividades do próximo dia.
3. Evitar deixar distratores, tais como brinquedos, *tablet* e livros no ambiente durante a aula *on-line*.
4. Deixar a TV ou outra fonte sonora presente no ambiente desligada.
5. Deixar o local bem iluminado e, quando não for possível, utilizar fonte de luz adicional, como uma luminária de mesa.
6. Sentar-se numa cadeira o mais confortável possível, utilizando almofada no assento, se necessário, e uma mesa na altura adequada.
7. Prestar atenção na postura correta para evitar cansaço físico ou dores na coluna.

8. Desativar aplicativos de mensagens e notificações para não se distrair, caso a aula seja acompanhada pelo celular.

9. Deixar o celular desligado, caso a aula seja acompanhada pelo computador.

CONSIDERAÇÕES FINAIS

O capítulo teve como objetivo apresentar estratégias para que as crianças em idade escolar e que possuem alterações no Processamento Auditivo Central (PAC), se beneficiem do ensino remoto. Sabe-se que este ensino pode tornar-se mais desafiador nestes indivíduos e, portanto, o uso de estratégias pode amenizar as dificuldades da criança e favorecer um melhor ensino-aprendizagem no ambiente virtual.

REFERÊNCIAS

Costa, D. G. (2002). *Microfones características e aplicações*. 1º Seminário de Engenharia de Áudio-UFMG.

Engelmann, L., Ferreira, M. I. D. C. (2009). Avaliação do processamento auditivo em crianças com dificuldade de aprendizagem. *Rev. soc. bras. fonoaudiol.*, 14(1): 69-74.

Guijo, L. M, Horiuti, M. B, Cardoso, A. C. V. (2019). Mensuração do esforço auditivo com o uso de um paradigma de tarefa-dupla do português brasileiro: estudo piloto. *Codas*, 31(4): 1-9.

Jacob, L. C. B., Alvarenga, K. F., Zelgelboim, B. C. (2000). Avaliação audiológica do sistema nervoso central. *International Archieves of Otorhinolaryngology*, 4(4).

Lunardi, N. M. S. S. L, Nascimento, A, Sousa, J. B, Silva, N. R. M, Pereira, T. G. N, Fernandes, J. S. G. (2021). Aulas remotas durante a pandemia: dificuldades e estratégias utilizadas por pais. *Educação & Realidade*, 46 (2).

Machado, C. S. S., Valle, H. L. B. S, Paula, K. M, Lima, S. S. (2011). Caracterização do processamento auditivo das crianças com distúrbio de leitura e escrita de 8 a 12 anos em tratamento no centro clínico de fonoaudiologia da Pontifícia Universidade Católica de Minas Gerais. *CEFAC*, 13(3): 504-12.

McDermott, E. E., Smart, J. L., Boiano, J. A., Bragg, L. E., Colon, T. N., Hanson, E. M., Emanuel, D. C., Kelly, A. S. (2016). Assessing auditory processing abilities in typically developing school-aged children. *J Am Acad Audiol.*, 27(2): 72-84.

Pereira, K. H. (2014). *Manual de orientação Transtorno do Processamento Auditivo-TPA*. DIOESC.

Picou, E. M., Ricketts, T. A., Hornsby, B. W. (2013). *How hearing AIDS, background noise, and visual cues influence objective listening effort*. Ear Hear, 34(5): 52-64.

Pereira, L. D., Frota, S. (2015). Avaliação do processamento auditivo: testes comportamentais. In Boéchat E M, Menezes P L, Couto C M, Frizzo A C F, Scharlach R C, Anastacio A R T (Orgs). *Tratado de Audiologia*. 2 ed. Rio de Janeiro: Guanabara Koogan Ltda; p. 489-97.

Pereira, L. D, Schochat, E. (2011). *Testes auditivos comportamentais para avaliação do processamento auditivo central*. Ed. Pró-Fono.

Wedekind, J. R., Gorla, G. C. S. L., Oliveira, R. (2020). Análise diagnóstica e acústica sobre o uso de fones de ouvido entre jovens em idade escolar. *Braz. J. Develop*, 6(8): 62247-57.

O USO DA GAMIFICAÇÃO COMO ESTRATÉGIA DE INTERVENÇÃO FONOAUDIOLÓGICA NA REABILITAÇÃO DO PROCESSAMENTO AUDITIVO CENTRAL

Luciana Cordeiro Felipetto

Najlla Lopes de Oliveira Burle

Sandra Cristina Machado

INTRODUÇÃO

O Processamento Auditivo Central (PAC) colabora com o processo de aprendizagem em escolares. Muitas informações estão disponíveis sobre o assunto, mas ainda não está acessível a toda a comunidade escolar.

Considerando as competências específicas do profissional fonoaudiólogo estabelecidas na Lei nº 6965/81 e de acordo com a resolução 357 de 6 de dezembro de 2008 , o fonoaudiólogo é o profissional habilitado para atuar na prevenção, avaliação e reabilitação dos transtornos do processamento auditivo central e tem o dever de promover informação sobre o assunto, que precisa ser divulgado e corroborar para a detecção precoce de escolares em situação de risco para dificuldades, distúrbios e transtornos de aprendizagem, que podem ter como comorbidade o transtorno do processamento auditivo central (TPAC), ou até mesmo ele como causa primária a ser tratada.

O processamento auditivo central (PAC) refere-se à eficiência e à efetividade com que o sistema nervoso auditivo central utiliza a informação auditiva (ASHA, 2005; Geffner, 2019). Para Musiek (1987), o processamento auditivo é o resultado da conversa entre a orelha e o cérebro.

O som, após ser detectado pela orelha interna, sofre inúmeros processos fisiológicos e cognitivos para que seja decodificado e compreendido. Estes mecanismos e processos do sistema auditivo central incluem habilidades como lateralização e localização espacial do som, compreensão da fala no ruído, compreensão de uma mensagem, mesmo quando ela está distorcida e fragmentada; capacidade para eleger estímulos apresentados a uma orelha, ignorando informações apresentadas à orelha oposta e/ou reconhecer estímulos diferentes apresentados simultaneamente a ambas as orelhas; capacidade de discriminar e identificar pequenas mudanças nos estímulos como diferenças de frequência, intensidade, ou duração e capacidade de detectar e perceber modulações e intervalos mínimos em uma sequência de sons. (Civitella et al., 2020, pp. 10-11).

Portanto, o processamento auditivo, que se refere ao "que fazemos com o som que ouvimos", segundo citado por Katz et al. (1992), tem grande contribuição para o sucesso ou fracasso do processo de aprendizagem e desenvolvimento de prontidão escolar e de habilidades, necessárias para a leitura e escrita em escolares.

Uma falha vista na avaliação do PAC em uma destas habilidades provoca a alteração do processamento auditivo central (TPAC) que, portanto, pode ser entendido como uma alteração na percepção auditiva, a qual pode ser primária ou coexistir com outros distúrbios ou transtornos de linguagem e aprendizagem.

Estima-se, que 2% a 5% das crianças em idade escolar com queixas relacionadas ao desenvolvimento e ao aprendizado apresentem realmente o TPAC como déficit primário. Em adultos, a prevalência aumenta conforme a faixa etária para 17% entre 50-54 anos, podendo ser maior que 70% após os 60 anos. (Bellis & Jorgensen, 2014).

O planejamento da intervenção deve ser determinado com base nos déficits documentados no diagnóstico de TPAC, da história do paciente, e complementado pelos dados das avaliações de linguagem, neuropsicológica e psicoeducacional (ASHA, 2005; AAA, 2010). Ademais, é importante ressaltar que para o diagnóstico de alteração do processamento auditivo central e construção de um planejamento terapêutico eficiente, que pode utilizar ou não a gamificação como ferramenta de intervenção terapêutica, torna-se imprescindível e indispensável, uma boa avaliação do processamento auditivo.

Os estudos em neurociência cognitiva oferecem suporte a uma proposta de intervenção mais abrangente envolvendo os princípios *bottom-up* (estratégias desenhadas para melhorar a percepção dos sons como as intervenções acústicas ambientais, o uso de sistemas auxiliares de escuta, o uso da *clear speech*, treinamento auditivo direto e dirigido especificamente ao déficit, treinamento perceptual, treinamento musical) e *top-down* (estratégias linguísticas e cognitivas que participam e auxiliam na percepção do estímulo como: atenção, memória de trabalho, fechamento auditivo, vocabulário, treinamentos computadorizados) (Rawool, 2016 como citado em Civitella et al., 2020, p. 29).

Entende-se por Gamificação a utilização de jogos para desenvolver habilidades em um ambiente diferente do que inicialmente foi proposto por seus inventores, ou seja, em plataforma de jogos e com objetivos de promoção de entretenimento.

Estes ambientes para Gamificação podem compreender desde as salas de aula, às sessões fonoaudiológicas, psicopedagógicas, psicológicas, enfim, qualquer contexto terapêutico ou de aprendizagem.

Vale a ressalva que somente o fonoaudiólogo tem capacidade de mensurar, recomendar, programar e elaborar uma intervenção assertiva para educandos com TPAC.

Os jogos (games) utilizados como recursos terapêuticos para reabilitação do TPAC parecem ser lúdicos e informais e passam a ideia de que podem ser indicados por qualquer profissional, educador ou até mesmo disponibilizados pelos pais para seus filhos. No entanto, seus desenvolvedores alertam para a importância e necessidade de uma indicação e acompanhamento fonoaudiológico, para que eles sejam assertivos na reabilitação do processamento auditivo e não produzam o efeito contrário.

A gamificação traz para a intervenção fonoaudiológica a proposta de quebrar a seriedade dos ambientes de intervenção e sua formalidade e encanta crianças, jovens e adultos. Ao utilizar avatares, desafios, *rankings*, prêmios em contextos diferentes, o fonoaudiólogo consegue ativar o sistema límbico, uma região do córtex cerebral responsável pelas emoções. Ao se emocionar, a criança gera respostas fisiológicas, liberando neurotransmissores e hormônios do bem-estar, traz respostas motoras e expressões faciais positivas e gera bons sentimentos. A emoção modula a memória, permitindo distinguir quais informações são relevantes ou não. A surpresa garante a atenção do indivíduo que joga e atinge um grau de engajamento e resultados bem assertivos na reabilitação do processamento auditivo central.

Os jogos ganharam *status*, importância e estão no cotidiano de todos nós. São utilizados nas salas de aulas e nos consultórios com diferentes objetivos. É comum que um jogo pedagógico seja utilizado pelo professor como estratégia para desenvolver uma habilidade necessária para a alfabetização, por exemplo: no consultório, os profissionais de educação e saúde têm o objetivo de gerar plasticidade cerebral, reforçar a memória operacional, trabalhar funções executivas, enquanto em casa, os pais tenham apenas o objetivo de gerar entretenimento.

A utilização de games para entretenimento cresceu muito nos últimos anos e despertou o interesse de pesquisadores, que aproveitaram este nicho de mercado e desenvolveram jogos e plataformas voltados para o pedagógico e para a reabilitação, inclusive do PAC.

No caso específico da reabilitação do processamento auditivo central, estes jogos foram estudados e contam com nuances, cuja acurácia e indicação foram pesquisados, desenvolvidos e testados, demonstrando que são realmente adequados para a terapia fonoaudiológica e, portanto, devem ser prescritos pelo fonoaudiólogo, profissional que está habilitado e detém expertise de interpretar os achados clínicos contidos na avaliação do exame do processamento auditivo e de outros protocolos utilizados para avaliar as alterações e como intervir corretamente em cada uma delas.

Alertamos que a reabilitação do processamento auditivo, por meio de games contidos em plataformas específicas para reabilitação do PAC, é de uso exclusivo do fonoaudiólogo.

O professor tem papel fundamental na vida de um aluno com TPAC. Muitas vezes, eles são os primeiros a suspeitar de uma alteração de processamento auditivo e solicitam uma avaliação fonoaudiológica. Assim, precisam saber identificar os sinais e os sintomas para serem assertivos nos encaminhamentos.

De posse do diagnóstico, o fonoaudiólogo vai orientar os docentes a como desenvolverem práticas pedagógicas que realmente sejam engajadoras e inclusivas para aquele aluno.

GAMIFICAÇÃO E SUA COLABORAÇÃO PARA A REABILITAÇÃO DO PROCESSAMENTO AUDITIVO

De acordo com Zichermann e Cunningham (2011) e também citado em Souza e Paulo (2018), a gamificação é um conceito que não se restringe apenas a jogar um game, mas refere-se à aplicação de elementos e à mecânica do universo e ao *designer* dos games em espaços e atividades não games. Ainda, para os autores em questão, a gamificação pode promover mudança de comportamento, por exemplo, tornar as tarefas enfadonhas ou triviais do cotidiano em algo divertido e prazeroso, o que pode representar uma importante estratégia pedagógica (Souza & Paulo, 2018, p. 11).

O uso da Gamificação na reabilitação do Transtorno do Processamento Auditivo é um poderoso recurso terapêutico capaz de estimular as habilidades auditivas de forma divertida, dinâmica e desafiadora para o paciente, e ainda, contribui com o fonoaudiólogo, possibilitando configurar e desenvolver uma intervenção assertiva, de acordo com o resultado da avaliação do processamento auditivo do aluno.

Nas crianças, nos jovens e mesmo em adultos, o uso de recursos tecnológicos e games é uma excelente opção, pois mantém um nível de atenção e motivação maior, além de tornar a terapia mais dinâmica e menos cansativa. Com isso, o Sistema Límbico é ativado pelos bons sentimentos desencadeados na criança, o que favorece os resultados terapêuticos.

A terapia do processamento auditivo visa à criação ou ao fortalecimento das rotas cerebrais, promovendo maior eficiência das vias auditivas. Para que estas rotas sejam eficientes, precisamos que o treinamento seja regular e de qualidade, criando, assim, novas conexões. Com a repetição, fortalecemos as rotas neuronais e estimulamos as vias auditivas e sensoriais, ganhando velocidade no processamento da informação auditiva.

Mudanças neuronais ocorrem por meio de plasticidade cerebral, um fenômeno dinâmico e biológico que resulta em mudança bioquímica, comportamental e em mudança na função cerebral.

A plasticidade cerebral propicia:

- O fortalecimento sináptico.
- Mudanças funcionais e estruturais.
- Brotamento de sinapses nas três primeiras semanas de terapia.
- Mudança rápida do comportamento.
- O fechamento das vias ineficientes, mantendo as vias mais eficientes.

Para Martins, Pinheiro e Blasi (2008), na área da audição, especialmente nos TPAC, a Fonoaudiologia:

> Tem acompanhado as mudanças tecnológicas e desenvolvido *software* para reabilitar seus pacientes. Não se pode estagnar as técnicas terapêuticas e utilizar somente métodos tradicionais, pois as alterações encontradas em consultórios ao longo dos anos repetem-se; mas, os sujeitos que as possuem são totalmente diferentes, com histórias de vidas e necessidades terapêuticas distintas, além de um desenvolvimento e crescimento característicos do momento em que vivem. (Martins, Pinheiro & Blasi, 2008, p. 398).

Atualmente, o fonoaudiológico tem a seu dispor uma diversidade de jogos, plataformas, *sites* e programas de gravação e edição de áudio, que corroboram que a reabilitação das habilidades auditivas alteradas no indivíduo com TPAC possam ser trabalhadas e promovam a tão desejada plasticidade cerebral.

Nas plataformas de jogos e games existem configurações semelhantes a de uma mesa de som. A seguir, citamos algumas configurações e funções encontradas que podem gerar os ajustes necessários para cada paciente de acordo com o planejamento terapêutico realizado pelo fonoaudiólogo:

- Configurar para escolher a via auditiva a ser trabalhada: por meio da escolha dos canais orelha direita e orelha esquerda e do volume nos casos de ineficiência de vias, aumentando o volume da orelha pior.
- Inserir ruídos interferentes nos casos de dificuldades nas habilidades de figura-fundo e no fechamento auditivo com a possibilidade de controlar o volume da apresentação do interferente.
- Aumentar ou diminuir o intervalo de apresentações de estímulos para trabalhar a habilidade de resolução temporal.
- Escolher as frequências sonoras para trabalhar padrão de frequência.
- Escolher duração de estímulos para trabalhar o padrão de duração dos sons.
- Apresentar estímulos em orelhas de forma isolada com objetivos variados, desde localização sonora, separação binaural e atenção direcionada.
- Possibilitar a apresentação de estímulos de forma dicótica (em ambas as orelhas e ao mesmo tempo) para trabalhar a integração auditiva.

Além dos jogos, das plataformas e dos *sites*, o fonoaudiólogo pode criar suas atividades por meio de programas de edição e áudio. O profissional pode criar pranchas para respostas usando programas de fácil acesso.

Outra possibilidade de recurso é o uso dos mini audiômetros, equipamento de uso exclusivo utilizado na terapia do PAC, o qual tem controle de volumes independentes, possibilitando a estimulação das orelhas separadamente.

Para bons resultados durante o uso de gamificação, é importante que o fonoaudiólogo atente ao nível de dificuldade dos jogos. Pouca ou nenhuma mudança neuronal irá ocorrer se o nível de dificuldade da atividade for muito fácil para o paciente, bem como as atividades não podem ser muito difíceis a ponto da criança se sentir desmotivada (Musiek et al., 2007; Weihing et al., 2015).

A motivação é um fator de extrema importância no processo terapêutico, pois, sem ela, não é possível alcançar níveis de atenção, sendo que este é fundamental para atingir a memória. Sem atingir a memória, não há retenção do novo conhecimento adquirido e pouca ou nenhuma mudança irá ocorrer na via auditiva do paciente (Ramos et al., 2018).

Um fator de extrema importância para a manutenção da motivação é conseguir diversificar os Jogos e estratégias. É muito importante que o fonoaudiólogo tenha muita criatividade e afetividade para elaborar estratégias para suas terapias. Quanto mais dinâmicos forem os jogos para trabalhar cada habilidade auditiva, e sua indicação de acordo com cada faixa etária, mais terá engajamento e adesão do paciente ao tratamento.

Quando o profissional não tem materiais suficientes, pode estar fadado ao insucesso e com chances de não ter a adesão e a colaboração do paciente.

Concordamos, portanto, com as autoras Martins, Pinheiro e Blasi (2008) que colocam que:

> A utilização do computador na clínica fonoaudiológica propicia uma abordagem terapêutica diferenciada e individualizada para esses pacientes. Salienta-se que esses pacientes são antes de tudo crianças que estão crescendo em um mundo repleto de tecnologias, entre elas o computador. O computador faz parte do cotidiano da maioria das crianças e sua utilização na terapia fonoaudiológica é estimulante para os pacientes e essencial para os fonoaudiólogos. Além disso, o uso do computador proporciona

o contato com um instrumento terapêutico que possibilita múltiplas estratégias que potencializam o desenvolvimento global e auditivo desses pacientes (Martins, Pinheiro & Blasi, 2008, p. 398).

CONSIDERAÇÕES FINAIS

O uso de gamificação é um excelente recurso para trabalhar o PAC. Entretanto, para que seja eficiente, é de fundamental importância o acompanhamento fonoaudiológico durante todo o processo de reabilitação. O fonoaudiólogo irá realizar as modificações necessárias em relação aos jogos a serem trabalhados em terapia e seu nível de dificuldade, bem como irá fornecer orientações para a escola e para os pais em relação a quais atividades deverão ser realizadas em casa.

REFERÊNCIAS

American Speech-Language-Hearing Association (2005). *Central auditory processing disorders — the role of the audiologist [Position Statement]*. Recuperado de www.asha.org.

Bellis, T. J., Jorgensen, L. E. (2014). Aging of the auditory system and differential diagnosis of central auditory processing disorder in older listeners. In Musiek, F. E., Chermak, G. D. (Eds.). *Handbook of central auditory processing disorder: auditory neuroscience and diagnosis*. 2. San Diego: Plural Publishing, v. 1.

Benatti J., Gielow. (2020). *Como a tecnologia pode auxiliar no tratamento fonoaudiológico*. Recuperado de https://blog.afinandocerebro.com.br.

Conselho Federal de Fonoaudiologia (2020). *Guia de Orientação: Avaliação e Intervenção no Processamento Auditivo Central*. Civitella, M.M.; Comerlatto, A. J.; Ferreira, M.I.C.; Guedes, M.C.; Balen, S.A.; Frota, S. (Org.). Recuperado de https://www.fonoaudiologia.org.br/wp- content/uploads/2020/10/CFFa_Guia_Orientacao_Avaliacao_ Intervencao_PAC.pdf.

Diamond, A. (2009). Controle Cognitivo e Autorregulação em Crianças Pequenas: maneiras de melhorá-los e por quê. In *School Readiness and School Success: from Research to Policy and Practice*. Quebec. Anais... Quebec: 2009. P. 1-113. Recuperado de <Disponível em: http://www.enciclopedia-crianca.com/Pages/PDF/Adele_Diamond_School_Readiness_Conference_2009-11_PT.pdf >. Acesso em: 01/07/2021.

Escola do Cérebro (2015). *Aplicativo Escola do Cérebro*. UFSC: Florianópolis. Recuperado de escoladocerebro.org/app.

Kandel E. R. (2014). *Princípios de Neurociências* (recurso eletrônico) (5a ed.). Porto Alegre: AMGH.

Katz, J., Stecker, N. A., Henderson, D. (1992). *Central auditory processing: a transdisciplinary view*. St. Louis: Mosby Ear Book.

Luria, A. R. (1981). *Fundamentos de Neuropsicologia*. Livros Técnicos e Científicos Editora. Editora da Universidade de São Paulo.

Martins, J. S., Pinheiro, M. M. C.; Blasi, H. F. (2008). A utilização de um *software* infantil na terapia fonoaudiológica de Distúrbio do Processamento Auditivo Central. *Rev. Sociedade Brasileira de Fonoaudiologia*, V.13(4) 398-404. Recuperado de https://www.scielo.br/j/rsbf/a/mv.

Musiek, F. E., Pinheiro, M. L. (1987). Frequency patterns in cochlear, brainstem, and cerebral lesions. *Audiology*, v. 26, n. 2, p. 79-88.

Musiek, F.E, Chermak, G.D, Weihing, J. (2007). Auditory Training. In: Musiek FE, Chermak GD. Handbook of Central Auditory Processing Disorder, Plural Publishing.

Ramos, K. R., Anastácio, B. S., Silva G. A. Venturieri, C., Stange, N., Martins, M. E. (2018). *Jogos digitais, habilidades cognitivas e motivação: percepção das crianças no contexto escolar*. SBGames. Foz do Iguaçu/PR. Recuperado de http://www.sbgames.org/sbgames2018/files/papers/EducacaoFull/188319.pdf.

Samelli, A. G., Mecca, F., Ferrer Del N. Treinamento auditivo para transtorno do processamento auditivo: uma proposta de intervenção terapêutica (2010). *Rev. CEFAC*, São Paulo, v. 12, n. 2, p. 235-241. Recuperado de <http://www.scielo.br/.

Weihing, J., Chermak, G. D., Musiek FE. (2015). *Auditory training for central auditory processing disorder*. Semin Hear., 36(4):199-215.

Zichermann, G., Cunningham, C. (2011). *Gamification by design: implementing game mechanics in web and mobile apps*. Sebastopol, CA:O' Reilly Media, Inc.

TRANSTORNO DO PROCESSAMENTO AUDITIVO CENTRAL E SUAS IMPLICAÇÕES NO PROCESSO DE APRENDIZAGEM EM ESCOLARES

Luciana Cordeiro Felipetto

INTRODUÇÃO

Ouvir é um processo mecânico referente ao sentido da audição e independe de nossa vontade. Estamos ouvindo os sons ambientais até mesmo quando dormimos.

Escutar é uma ação que depende de habilidades auditivas, que resultam na capacidade de prestar atenção, tentar entender o que está sendo dito, refletir a respeito, assimilar a informação e fazer as inferências necessárias para sua compreensão.

Muitos autores referem-se à especialização hemisférica para a decodificação dos sinais acústicos. O hemisfério esquerdo é considerado o responsável pela análise de sons linguísticos, relacionados à fala e à linguagem. O hemisfério direito é considerado o responsável pela decodificação dos sons não linguísticos, como os musicais e os rítmicos. (Silva & Dias, 2012, pp. 260-261).

A habilidade de percepção dos sons de fala está relacionada à capacidade de perceber e processar mudanças de milissegundos (ms) nas características espectrais ao longo da via auditiva. Este processo é essencial para o desenvolvimento da linguagem. Uma vez que o processamento encontra-se alterado, uma instabilidade na representação dos fonemas também ocorre no cérebro, o que pode levar à dificuldade na percepção do discurso e a limitar a habilidade para aquisição de elementos fonológicos, sintáticos e semânticos da linguagem (Tallal, 2000; Benasich and Tallal, 2002; Leite, 2016, p. 2), fator decisivo para que o processo de aprendizagem transcorra bem.

De acordo com ASHA (2005), há duas diferentes abordagens: a intervenção *bottom-up* e a intervenção *top-down*. A intervenção *bottom* refere-se a uma estimulação sensorial, ou seja, engloba estratégias que melhoram a qualidade do sinal. Essas estratégias incluem o treinamento auditivo, a percepção e a discriminação auditiva, o aumento na melhora do sinal e as mudanças ambientais, a fim de melhorar o ambiente acústico. Já a intervenção *top-down* é focada na melhora das tarefas de linguagem: o ouvinte escuta com atenção, processa a informação, e então usa processos em níveis superiores, como a cognição, a linguagem e as funções metacognitivas para entender a mensagem auditiva.

A percepção auditiva, em geral, é composta por estes dois tipos de processamentos: *bottom-up* (sensorial) e *top-down* (cognitivo). Os modelos de percepção de fala afirmam que o processamento *bottom-up*, ou seja, o processamento acústico do sinal de entrada ocorre, primeiramente, enquanto o processamento *top-down*, relacionado à experiência linguística, (por exemplo, o reconhecimento com base no conhecimento de fonemas, semântica ou sintaxe), aparece em um estágio posterior da percepção (Goldstein, 2009; Moore, 2012; Shuai & Gong, 2014; Leite, 2016, pp. 25-26).

O assunto é complexo, mas extremamente relevante, pois se estima que cerca de 2% a 5% das crianças em idade escolar com queixas relacionadas ao desenvolvimento e ao aprendizado apresentem realmente o TPAC como déficit primário.

PROCESSAMENTO AUDITIVO CENTRAL, TRANSTORNO DO PROCESSAMENTO AUDITIVO CENTRAL E HABILIDADES AUDITIVAS

O Processamento Auditivo Central (PAC) refere-se à eficiência e à efetividade com que o sistema nervoso auditivo central utiliza a informação auditiva (ASHA, 2005; Geffner, 2019). Em outras palavras, é um conjunto de habilidades específicas das quais o indivíduo depende para compreender o que ouve. É uma atividade mental, isto é, uma função cerebral e, assim sendo, não pode ser estudada como um fenômeno unitário, mas sim como uma resposta multidimensional aos estímulos recebidos por meio da audição (Ferre, 1997).

Os autores Guida, Giacheti e Zorzetto (2013) afirmam que para que o processamento auditivo seja entendido, é necessário compreender o mecanismo e o processo de funcionamento do sistema auditivo, responsáveis pelas habilidades de lateralização e localização do som, discriminação auditiva, reconhecimento de padrões e aspectos temporais da audição, que incluem a resolução, o mascaramento, a integração e as ordenações temporais, além do desempenho auditivo com sinais acústicos competitivos e degradados (Guida, Giacheti & Zorzetto, 2013, p. 57).

Outrossim, o Transtorno do Processamento Auditivo (TPAC) é definido como um déficit em um ou mais processos auditivos centrais, sendo caracterizado por uma ou mais alterações nas habilidades de localização e lateralização sonora; discriminação; reconhecimento auditivo e dos aspectos temporais da audição como: resolução, mascaramento, integração e ordenação temporal (ASHA, 2005).

Bellis (2014) e Musiek et al. (2005) reforçam que: (a) o TPAC é conceitualmente um déficit na modalidade auditiva de origem neurobiológica e que precisa ser demonstrado por meio de testes sensíveis para disfunções auditivas centrais; (b) devido à natureza do cérebro, podendo coexistir com outros transtornos, mas que ele não é resultado e nem consequência de déficits globais, em altas habilidades ou multimodais.

Os fatores de risco para TPAC podem incluir:

- Fatores genéticos.
- Distúrbio neurológico (meningite, traumatismo craniano, lesões do SNC).
- Otite média recorrente ou outros tipos de privação sensorial auditiva.
- Fatores pré-natais/neonatais (anóxia, citomegalovírus, hiperbilirrubinemia, baixo peso de nascimento, prematuridade) (Baran, Musiek, 1999; Geffner, 2007; Chermak & Musiek, 2011).

É importante salientar que um indivíduo com uma audiometria normal, ou seja, audição dentro da faixa de normalidade para tons puros, pode apresentar alteração do processamento auditivo central, desde que tenha alterações em mais de uma habilidade auditiva, e não seja capaz de perceber, processar e interpretar adequadamente as informações verbais e não verbais às quais é exposto no dia a dia.

Crianças ou adultos com Transtornos de Processamento Auditivo Central apresentam como padrão de resultado, baixo desempenho em uma ou mais habilidades auditivas entre as citadas a seguir (Geffner & Ross-Swain, 2019):

- **Localização e lateralização sonora**: habilidade para identificar a fonte sonora e reconhecer a sua procedência no espaço.
- **Discriminação auditiva**: habilidade para distinguir um som de outro.
- **Reconhecimento de padrão auditivo**: habilidade para determinar semelhanças e diferenças entre padrões acústicos.
- **Aspectos temporais da audição**: habilidade para processar estímulos acústicos em função do tempo.
- **Figura-fundo**: a habilidade de reconhecer a fala ou outros sons quando sinais competitivos estão presentes, podendo ser fala ou ruído com espectro de fala.
- **Fechamento auditivo**: habilidade de reconhecer a fala ou outros sons quando parte desta informação está faltando, como quando parte do espectro do sinal está mascarada em sua amplitude (por exemplo, pela introdução de ruído branco), comprimida no tempo ou ainda com extração de frequências baixas ou altas.
- **Aspectos binaurais da audição**: habilidades para processar estímulos acústicos apresentados simultaneamente nas duas orelhas (Civitella et al., 2020, p. 14-15).

Segundo Bellis (2003), como citado em Caumo e Ferreira (2009), o diagnóstico do transtorno de processamento auditivo é atribuído a um conjunto de testes comportamentais e/ou eletrofisiológicos que classificam as habilidades auditivas em subperfis.

Existem vários autores que classificam o transtorno do processamento auditivo central, mas utilizaremos a classificação de Bellis (2002) e Ferreira (1997) para demonstrar os subperfis de TPAC, divididos em três subperfis primários e dois secundários.

Ainda, segundo os autores supracitados, a **decodificação auditiva** é o subperfil mais específico à modalidade auditiva. Este pode ser identificado por alterações nas habilidades auditivas de fechamento, discriminação auditiva, processamento temporal, separação e integração binaural e, ainda, localização sonora. Indivíduos com alteração neste subperfil podem apresentar fadiga auditiva e quebra da informação no nível fonêmico e os achados típicos na avaliação comportamental do processamento auditivo são: déficit bilateral ou na orelha direita nos testes de escuta dicótica, desempenho rebaixado em testes monoaurais de baixa redundância e de localização sonora (Caumo & Ferreira, 2009, p. 235).

Para Alvarez et al. (1997), como citado em Caumo e Ferreira (2009), as **disfunções em prosódia ou função não verbal** caracterizam-se pela inabilidade em compreender e/ou identificar intenções de um enunciado, pela dificuldade em entender piadas e mensagens com duplo sentido e por apresentar dificuldades em expressar o pensamento. Referem-se aos aspectos suprassegmentais da linguagem. Os achados na avaliação comportamental do processamento auditivo são tipicamente: déficit na nomeação e na imitação de padrões temporais nos testes PPS (Pich Pattern Sequence) e DPS (Duration Pattern Sequence) e desempenho rebaixado na orelha esquerda em testes dicóticos com estímulo verbal, especificamente DD (Dicótico de Dígitos) e SSW (Staggered Spondaic Word) (Caumo & Ferreira, 2009, p. 235).

Para Alvarez et al. (2000), como citado em Caumo e Ferreira (2009), os **prejuízos da integração** provêm da inabilidade de integrar as informações sensoriais auditivas com outras não auditivas como visuais ou táteis. Ou seja, é o subperfil caracterizado pela dificuldade em tarefas que exijam transferência inter-hemisférica. Os achados típicos na avaliação comportamental do processamento auditivo são: déficit na nomeação de padrões temporais, com melhor desempenho com resposta do tipo imitação (PPS e DPS) e desempenho rebaixado na orelha esquerda em testes dicóticos com estímulo verbal (DD e SSW), principalmente em testes com maior complexidade linguística (SSW) (Caumo & Ferreira, 2009, p. 235).

Já o subperfil denominado **associação auditiva** caracteriza-se por dificuldades em reter a informação, acarretando baixa compreensão da leitura e de piadas, principalmente se forem apresentadas em voz passiva. Na medida em que a demanda linguística aumenta, com a promoção para séries mais avançadas na escola, dificuldades podem se tornar mais aparentes (Costa & Ferreira, 2006). O achado típico na avaliação comportamental do processamento auditivo é o desempenho rebaixado nas duas orelhas em testes dicóticos com estímulo verbal (DD e SSW), sendo que, frequentemente, a orelha direita tem pior resultado (Caumo & Ferreira, 2009, p. 235).

Os comprometimentos relativos à **organização de saída** se referem à inabilidade em sequencializar, planejar e organizar respostas a uma informação ou a uma instrução de modalidade auditiva. Os achados típicos na avaliação comportamental do processamento auditivo caracterizam-se por apresentar baixo desempenho no teste de fala com ruído, em decorrência da dificuldade em habilidade de figura-fundo. Além disso, resultados rebaixados em testes que exijam o relato de vários elementos (respostas que devem ser dadas em ordem), como o SSW, o PPS e o DPS também podem ser encontrados (Caumo & Ferreira, 2009, p. 235).

Subperfis Primários do TPAC	Manifestações Comportamentais
Déficit de Decodificação Auditiva	• Solicitam a repetição da mensagem ou utilizam as expressões: Hã?, O quê?, Como?, durante a conversa. • Dificuldade de discriminação auditiva, especialmente em ambientes ruidosos. • Dificuldade de prestar atenção no sinal acústico que é importante naquele momento, pois, também, presta atenção nos ruídos ao redor. • Apresentam dificuldade de entender o professor em uma sala de aula com barulho. • Apresentam hipersensibilidade ao som. • Podem trocar fonemas auditivamente semelhantes na fala. • Podem apresentar trocas na escrita, caracterizada por erros de conversão grafema-fonema, de sons homorgânicos, ou seja, produzidos no mesmo ponto articulatório, mas dependem da habilidade auditiva de discriminação para serem diferenciados – (/V/ por /F/, /D/ por /T/, /B/ por /P/, por exemplo) –, e ainda podem apresentar inversão, acréscimo, omissão ou aglutinações de letras ou palavras na escrita. • Apresentam problemas de memória operacional auditiva que resultam em dificuldades de gravar conteúdos, em ordens complexas, em recontar histórias com detalhes.

Subperfis Primários do TPAC	Manifestações Comportamentais
Déficit de Prosódia ou não verbal	• Dificuldades no entendimento da intenção comunicativa do interlocutor, principalmente quando este utiliza mais pista não verbais (expressões faciais, linguagem corporal, gestos) do que a fala. • Dificuldades com o uso das regras de pontuação. • Dificuldades em leitura silenciosa. • Dificuldades em extrair palavras-chave (principais) da mensagem ou do texto. • Dificuldades em reproduzir melodias e o ritmo da música. • Dificuldades em compreender piadas ou "a moral da estória". • A qualidade da voz, algumas vezes, pode ser monótona ou exibir sutis diferenças na velocidade, entonação, fluência ou expressões faciais. • Podem ser muito literais, ou seja, entendem a mensagem "ao pé da letra". • Geralmente, suas maiores defasagens são nas aulas de Cálculo, Geometria, Música e Artes.
Déficit de Integração Auditiva	• Necessitam de mais tempo para fazerem atividades que exijam a formulação e a execução de respostas. São considerados lentos. • Dificuldades com o ritmo, dançam fora do ritmo das músicas; não entendem bem as divisões das sílabas. • Na maioria das vezes, não concluem as atividades propostas. • Apresentam problemas com a fluência da leitura, a qual é lenta e silabada. • Apresentam dificuldades de fazer as inferências necessárias para entender textos e contextos de duplo sentido envolvidos na leitura e no processo de comunicação.

Tabela 1 – Subperfis Primários do TPAC segundo Bellis (2002) e Ferre (1997) e suas manifestações comportamentais (Bellis, 1996; Ferre, 1997; Sanchez, 2013)

Tabela confeccionada pela autora do artigo baseado em Bellis (1996); Ferre (1997); Sanchez (2013).

Subperfis Secundários do TPAC	Manifestações Comportamentais
Déficit de Associação Auditivo-Linguístico	• Compreendem instruções simplificadas com mais facilidade. Ordens complexas, que envolvem tempo, modo e lugar, não são decodificadas assertivamente. • Grande dificuldade em compreender metáforas e piadas. • Dificuldades na memória auditiva. • As maiores defasagens na aprendizagem podem aparecer depois do 3º ano quando a exigência acadêmica com demandas linguísticas aumenta consideravelmente, ou seja, em atividades que envolvam a gramática, a estruturação e a sonoridade das palavras e sentenças. • Na escrita, é muito comum apresentarem erros gramaticais, de pontuação e do emprego do tempo verbal. Podem até ter uma boa leitura, mas com pouca compreensão.
Déficit de Organização de Saída/Resposta	• Alteração nas funções executivas (atenção sustentada e memória operacional ou de trabalho). • Problemas de memória auditiva. • Dificuldades de se localizar no tempo e espaço. • Dificuldades de acesso lexical e nomeação.

Tabela 2 – Subperfis Secundários do TPAC segundo Bellis (2002) e Ferre (1997) e suas manifestações comportamentais (Bellis, 1996; Ferre, 1997; Sanchez, 2013)

Tabela confeccionada pela autora do artigo baseado em Bellis (1996); Ferre (1997); Sanchez (2013).

Segundo Pereira (2018):

> Cabe ressaltar que a presença de um TPAC não exclui a possibilidade da presença de outros transtornos em comorbidades. Neste caso, durante o processo avaliativo o fonoaudiólogo deve realizar uma anamnese minuciosa e ter um olhar apurado para suspeitar de outras comorbidades associadas ao TPAC. Bem como durante o exame do processamento auditivo central, quando o indivíduo apresenta determinados padrões de comportamento e desempenho durante os testes, o avaliador já pode suspeitar da possibilidade de existirem outros transtornos associados, necessitando então a efetivação de outras avaliações complementares para a realização de um diagnóstico diferencial (Pereira, 2018, p. 52).

Ainda, segundo Pereira (1997), "Quando se tem outras comorbidades associadas ao TPAC, e não se tem este diagnóstico, o indivíduo vai realizar a reabilitação do PAC, mas não terá uma evolução significativa"; *enquanto que se o TPAC for de causa primária, obteremos boa evolução e melhoras significativas do paciente (Grifo nosso).*

Dentre as comorbidades mais comuns, podemos destacar:

- Transtorno da Fala, do tipo Transtorno Fonológico.
- Transtorno Específico de Aprendizagem, que pode ter as seguintes apresentações: com prejuízo na Leitura; com prejuízo na Expressão Escrita; com prejuízo na Matemática.
- Transtorno de Déficit de Atenção/Hiperatividade (TDAH).
- Transtorno da Linguagem ou Transtorno de Desenvolvimento da Linguagem (TDL) (Pereira, 2018, p. 53).

CONSIDERAÇÕES FINAIS

A experiência do professor é fundamental nas situações de aprendizagem, uma vez que ele passa a maior parte do tempo com seus educandos em sala de aula. Ele é o profissional que realiza a observação do comportamento do aluno e desenvolve estratégias pedagógicas assertivas para ele.

Quanto mais precoce e precisa for a identificação de qualquer dificuldade no processo de aprendizagem, melhor serão as possibilidades para que o professor, as famílias e os profissionais que trabalham com aquele educando possam desenvolver estratégias assertivas que promoverão e desenvolverão potencialidades, evitando desmotivação e recusa do ambiente escolar.

Ademais, costuma ser nas escolas que muitos transtornos e dificuldades de aprendizagem são detectados, e um professor atento e atualizado pode fazer a diferença na vida de um aluno com dificuldades.

Saber o que e quando indicar um aluno com TPAC para um fonoaudiólogo, que é o profissional habilitado para diagnosticar e tratar este transtorno, é cada vez mais necessário e um divisor de águas para o sucesso do processo de aprendizagem.

Atualmente, a fonoaudiologia está mais atuante nas escolas, passando a integrar a equipe educacional, colaborando com a atuação multi e interdisciplinar, além de orientar e ajudar na detecção precoce deste e de outras dificuldades e transtornos.

Também é bem relevante quando o fonoaudiólogo intervém no espaço ao qual o aluno está inserido, pois, para se reabilitar, o TPAC é necessário unir estratégias interventivas no paciente e no ambiente.

REFERÊNCIAS

Alvarez Amma, Caetano Al, Nastas Ss. (1997). Processamento auditivo central: avaliação e diagnóstico. *Fono Atual*, 1(1):34- 6. 12.

Alvarez Amma, Zaidan E, Balen Sa, Garcia Ap. (2000). Disfunção não verbal. *Acta AWHO*, 19(1):49-55.

Alvarez, A M M A, Ballenas, Misorelimil, Sanchez, Ml. (2000). Processamento auditivo central: proposta de avaliação e diagnóstico diferencial. In Munhoz MSL, Caovilla HH, Silva MLG, Ganança MM (Ed.). *Audiologia clínica*. São Paulo: Atheneu. [Série otoneurológica].

American Speech-Language-Hearing Association. (2005). (central) *Auditory Processing Disorders — the role of the audiologist [Position Statement]*.

Bellis T. J. (2003). *Assessment and management of central auditory processing disorders in the educational setting: from science to practice* (2a ed.). New York: Thomson Delmar Learning.

Bellis, T. J., Jorgensen, L. E. (2014). Aging of the auditory system and differential diagnosis of central auditory processing disorder in older listeners. In MUSIEK, F. E., CHERMAK, G. D. (Eds.). *Handbook of central auditory processing disorder: auditory neuroscience and diagnosis* (2ª ed.). San Diego: Plural Publishing, v.1.

Benasich Aa, Tallal P. (2002). Infant discrimination of rapid auditory cues predicts later language impairment. *Behav Brain Res*. Oct 17; 136 (1): 31-49.

Caumo, Débora Tomazi Moreira e Ferreira, Maria Inês Dornelles da Costa (2009). Relação entre desvios fonológicos e processamento auditivo. *Revista da Sociedade Brasileira de Fonoaudiologia* [*on-line*], v. 14, n. 2, pp. 234-240. Recuperado de https://doi.org/10.1590/S1516-80342009000200015. Epub 06 Jul 2009. ISSN 1982-0232. https://doi.org/10.1590/S1516-80342009000200015.

Chermak, G. D.; Bellis, J. B.; Musiek, F. E. (2014). Neurobiology, cognitive Science, and intervention. In CHERMAK, G. D.; MUSIEK, F. E. *Handbook of central auditory processing disorder: Compreensive intervention* (2a ed.). San Diego, CA: Plural. v. 2, p. 33-38.

Costa-Ferreira Mid, Mello Am. (2006). Comorbidade entre transtorno de déficit de atenção e hiperatividade e distúrbio do processamento auditivo. *Fonoaudiol Brasil*, 4(1):5.

Goldstein B. E. (2009). *Sensation and Perception* (8th Edn.). Pacific Grove, CA: Wadsworth Inc.

Guida, H. L.; Giacheti, M. C.; Zorzetto, N. L. (2013). *Neuroanatomia do Processamento Auditivo. Perspectivas multidisciplinares em fonoaudiologia: da avaliação à intervenção* / Célia Maria Giacheti, Sandra Regina Gimeniz Paschoal (Org.). Marília: Oficina Universitária; São Paulo: Cultura Acadêmica.

Leite, L. C. R. (2016). *O efeito da estimulação* top-down *e* bottom-up *no potencial evocado auditivo de tronco encefálico com estímulo complexo* / Libia Camargo

Ribeiro Leite. Dissertação (mestrado), Faculdade de Medicina da Universidade de São Paulo. São Paulo.

Lent R. (2004). Os sons do mundo: estrutura e função do sistema auditivo. In______. *Cem bilhões de neurônios: conceitos fundamentais de neurociência.* São Paulo: Atheneu; p. 241-69.

Moore Dr. (2012). Listening difficulties in children: *bottom-up* and *top-down* contribuitions. *J Commun Disord.*; 45(6):411-418

Musiek, F. E.; Baran, J. A.; Pinheiro, M. L. (1990). Duration pattern recognition in normal subjects and patients with cerebral and cochlear lesions. *Audiology*, v. 29, n. 6, p. 304-13.

Musiek, F. E. et al. (2005). GIN (Gaps-In-Noise) test performance in subjects with confirmed central auditory nervous system involvement. *Ear Hear*. v. 27, n. 3, p. 608-618. dec.

Musiek, F. E.; Pinheiro, M. L. (1987). Frequency patterns in cochlear, brainstem, and cerebral lesions. *Audiology*, v. 26, n. 2, p. 79-88.

Pereira Ld, Ortiz Kz. (1997). Desordem do processamento auditivo central e distúrbios da produção fonoarticulatória. In Lichtig I, Carvalho RMM (Org.). Audição: abordagens atuais. São Paulo: Pró-Fono. p. 173-86.

Pereira, Kátia Helena (2018). *Transtorno do processamento auditivo central: orientando a família e a escola* [livro eletrônico] / Kátia Helena Pereira. – São José/SC: FCEE.

Rios Aa, Rezende Ag. Pela Sm, Ortiz Kz, Pereira Ld. (2007). Teste de padrão harmônico em escuta dicótica com dígitos TDDH. *Rev Soc Bras Fonoaudiol*, 12(4):304-9.

Silva, Tatiana Rocha e Dias, Fernanda Abalen Martins (2012). Diferenças na habilidade de integração auditiva inter-hemisférica entre os gêneros feminino e masculino: estudo preliminar. *Revista da Sociedade Brasileira de Fonoaudiologia* [*on-line*], v. 17, n. 3, pp. 260-265. Retirado de https://doi.org/10.1590/S1516-80342012000300005. Epub 24 Set 2012. ISSN 1982-0232. https://doi.org/10.1590/S1516-80342012000300005.

Shuai L, Gong T.(2014). Temporal relation between *top-down* and *bottom-up* processing in lexical tone perception. *Front Behav Neurosci*;8:97.

SOBRE AS ORGANIZADORAS

LUCIANA CORDEIRO FELIPETTO

Fonoaudióloga. Psicopedagoga. Graduada pela Faculdade Metodista Izabela Hendrix (1995). Mestre em Ciências da Educação pela Emil Brunner World University/FL-USA. Honorable Mention in Projects and Investment in Education pela Emil Brunner World University/FL-USA. Especialista em Fonoaudiologia Educacional pelo Conselho Federal de Fonoaudiologia. Pós-graduada em Transtorno do Espectro Autista pela CBI/MI-USA. Pós-graduada em Fonoaudiologia com Enfoque Hospitalar pela Universidade Estácio de Sá/RJ. Coordenadora do Setor de Fonoaudiologia da Clínica e Instituto Aprendizagem e Companhia – Saúde Integral e da Clínica CMSA, em Belo Horizonte/MG. Pesquisadora no Grupo de Investigação Clínica em Saúde e Educação da União Europeia/GI3TES. Docente em cursos de especialização. Palestrante e escritora de livros e artigos científicos na Área de Fonoaudiologia, Tecnologia e Educação. Premiada com a Certificação Pessoa de expressão por boas práticas em Educação, em SET/2017 e NOV/2018, 2019 e 2020 no Congresso Internacional Brain Connection. Coordenadora do Brain Connection Kids. Currículo Lattes: <http://lattes.cnpq.br/7847316836446427>.

NAJLLA LOPES DE OLIVEIRA BURLE

Fonoaudióloga graduada pela Universidade Federal de Minas Gerais| CRFa 6-9119. Especialista em Audiologia pelo Conselho Federal de Fonoaudiologia| 6602/17. Mestre em Ciências Fonoaudiológicas- UFMG. Doutoranda em Ciências Fonoaudiológicas- UFMG. Fellow em Implante Coclear- HC/UFMG. Member of International Guild of Auditory Processing Specialists (IGAPS). Diretora da Clínica Bem Ouvir. Professora de Pós-Graduação da PUC-MG, CEFAC-BH, Universidade Municipal de São Caetano do Sul e Faculdade Novo Horizonte.

SIMONE APARECIDA CAPELLINI

Fonoaudióloga. Professora Titular do Departamento de Fonoaudiologia e dos Programas de Pós-graduação em Educação e em Fonoaudiologia da Faculdade de Filosofia e Ciências – FFC/UNESP, Marília (SP). Membro do Collegio dei Docenti del Corso di Dottorato in Formazione, Patrimonio Culturale e Territori presso l'Università di Macerata, Macerata, Itália. Coordenadora do Laboratório de Investigação dos Desvios da Aprendizagem (LIDA) do Departamento de Fonoaudiologia – FFC/UNESP – Marília (SP). Coordenadora do Departamento de Fonoaudiologia Educacional da Sociedade Brasileira de Fonoaudiologia (SBFa), gestões 2017-2019 e 2020-2022.

SOBRE OS AUTORES

ADRIANA MARQUES DE OLIVEIRA

Fonoaudióloga. Pós-doutora pelo Conselho Nacional de Desenvolvimento Científico e Tecnológico – CNPq. Doutora e Mestra em Educação pela Faculdade de Filosofia e Ciências da Universidade Estadual Paulista Júlio de Mesquita Filho – FFC/UNESP-Marília-SP. Especialista em Linguagem e em Fonoaudiologia Educacional pelo Conselho Federal de Fonoaudiologia-CFFa. Pesquisadora do Laboratório de Investigação dos Desvios da Aprendizagem (LIDA) do Departamento de Fonoaudiologia – FFC/UNESP – Marília-SP. Membro do Grupo de Pesquisa do CNPq Linguagem, Aprendizagem e Escolaridade – FFC/UNESP – Marília-SP.

ALINE REJANE ROSA DE CASTRO

Fonoaudióloga (CRFa 6-6880). Doutora em Ciências da Saúde pela UFMG com Sanduíche na Université Clermont Auvergne (FR). Mestre em Ciências Fonoaudiológicas pela UFMG. Especialista em Audiologia pelo CFFa. Atua na avaliação e reabilitação dos distúrbios da audição, com ênfase na avaliação e terapia do processamento auditivo central e na seleção e adaptação de tecnologias auditivas. Investiga as alterações do processamento auditivo central e suas possibilidades terapêuticas em crianças e adolescentes e em populações com doenças neurológicas.

ANABELA CRUZ-SANTOS

Doutora em Estudos da Criança. Professora Auxiliar do Departamento de Psicologia da Educação e Educação Especial do Centro de Investigação em Estudos da Criança (CIEC) - Instituto de Educação da Universidade do Minho, Braga, Portugal. Pesquisadora e Orientadora de Mestrado e Doutorado no Centro de Investigação em Estudos da Criança da Universidade do Minho (CIEC). Contato: acs@ie.uminho.pt

ANA CLÁUDIA VIEIRA CARDOSO

Fonoaudióloga. Doutora em Distúrbios da Comunicação Humana: Campo Fonoaudiológico pela Universidade Federal de São Paulo. Docente do Curso de Fonoaudiologia da Faculdade de Filosofia e Ciências-UNESP – Campus de Marília. Coordenadora do Laboratório de Investigação do Processamento

Auditivo Central – LIPAC do Departamento de Fonoaudiologia da Faculdade de Filosofia e Ciências da Universidade Estadual Paulista Júlio de Mesquita Filho – FFC/UNESP-Marília-SP.

BÁRBARA SILVEIRA DE FARIA

Fonoaudióloga pela UFMG (Crefono 6-8461). Especialista em Audiologia – Conselho Federal de Fonoaudiologia. Aprimoramento em Avaliação do Processamento Auditivo pela Central Cefac-RJ. Pós-graduanda em Neurociências e Educação pela PUC MG.

BRUNA STÉFANIE PEREIRA

Graduanda em Fonoaudiologia pela Universidade Federal de Minas Gerais (UFMG). Integrante dos Projetos de Extensão *Letramento para todos, Observa Voz e Orientações Fonoaudiológicas às Gestantes e Nutrizes* do curso de Fonoaudiologia da UFMG. Participação concluída nos Projetos *Tal Mãe, Tal Filho – Promoção de saúde bucal para gestantes*, do curso de Odontologia da UFMG, e *Fonoaudiologia no Ambulatório da Criança de Risco* (FONO – ACRIAR), do curso de Fonoaudiologia da UFMG.

CRISTIANE NUNES

Possui graduação em Fonoaudiologia pela Universidade Federal do Rio de Janeiro (UFRJ – Brasil/1999), Pós-graduação com Especialização em Voz (CECEV - São Paulo – Brasil/2002), Mestrado em Fonoaudiologia (UVA - Rio de Janeiro – Brasil/2008), Doutoramento em Estudos da Criança com Especialidade em Saúde Infantil (Universidade do Minho – Portugal/2012). Audiologista e Terapeuta da Fala na Clínica Arte de Comunicar e Organizadora do Método AIPAC (aipac.eadplataforma.com).

FABIANA ARÃO MILIONS

Fonoaudióloga pela UFMG (CRFa 6-8986). Pós-graduada em Linguagem pela CEFAC. Pós-graduada em Desenvolvimento Infantil e Intervenção Precoce – Inclusão Eficiente. Pós-graduada em Transtorno do Espectro Autista pela CBI of Miami. Pós-graduada em Síndrome de Down pela Faculdade INESP.

GRAÇA SIMÕES CARVALHO

Professora Catedrática da Universidade do Minho, Portugal, e membro do CIEC (Centro de Investigação em Estudos da Criança). É Licenciada em Biologia (Universidade de Coimbra), tem o grau de mestre em imunologia (Universidade de Cambridge, UK) e em Educação e Promoção da Saúde (King's College London, UK), tem o doutoramento em Biologia

(Universidade de Aveiro) e o título de Agregado na área de Educação para a Saúde (Universidade do Minho). Tem desenvolvido investigação e formação pós-graduada em Saúde Infantil, em Educação e Promoção da Saúde e em Didática da Biologia. Orientou 25 teses de doutoramento e atualmente orienta 9 doutorandos. Tem 563 trabalhos publicados, incluindo 154 artigos em revistas científicas, 99 capítulos de livro e 198 artigos em livros de atas. Tem 71 documentos no Scopus, 1237 citações e índice-h 21. É membro de painel de avaliação e promoção académica (Chipre, Espanha, França, Grécia,), de avaliação de centros de investigação (França) e de projetos internacionais (Alemanha, Brasil, Espanha, Israel, Roménia e Sérvia). Em 2017 a Universidade de Lyon-1, França, atribuiu-lhe o título de "Doutora Honoris Causa"; e em 2019 o programa Ciência Viva do Ministério da Ciência, Tecnologia e Ensino Superior, de Portugal, homenageou-a no âmbito do livro "Mulheres na Ciência".

INÊS MARTINS

Licenciada em Terapia da Fala pela Escola Superior de Saúde do Porto. Possui mestrado em Educação Especial, na Especialidade de Dificuldades de Aprendizagem Específicas (Instituto de Educação da Universidade do Minho) e neste momento encontra-se a terminar o Doutoramento em Estudos da Criança na Especialidade em Educação Física e Saúde Infantil (Centro de Investigação em Estudos da Criança da Universidade do Minho). No âmbito da formação académica tem apresentado comunicações em diversos congressos nacionais e internacionais as quais têm culminado em diversas publicações científicas. Ao longo do seu percurso académico e profissional tem vindo a concluir diversas formações complementares, com enfoque nas áreas da Linguagem, Dificuldades de Aprendizagem e Processamento Auditivo. Tem exercido a sua prática profissional em diversas clínicas na zona norte de Portugal.

JOSÉ CARLOS MORGADO

PhD. Doutor em Educação, na especialidade de Desenvolvimento Curricular, pela Universidade do Minho. Licenciado em Biologia – Ramo Educacional, pela Universidade do Porto. Professor Associado no Instituto de Educação da Universidade do Minho. Diretor do Departamento de Estudos Curriculares e Tecnologia Educativa na Universidade do Minho. Investigador integrado no Centro de Investigação em Educação (CIEd). Coordenador do Curso de Mestrado em Ciências da Educação, área de especialização em Desenvolvimento Curricular e Avaliação. Tem participado em diversos projetos de investigação no âmbito das Políticas e Práticas Curriculares, da Formação de Professores, da Pedagogia no Ensino Superior e da Avaliação em Educação, sendo autor e coautor de vários artigos e publicações nessas áreas. No âmbito da Interação com a Sociedade, é membro do Conselho Científico-Pedagógico da Formação Contínua. Coordenador do Conselho Fiscal da European Association on Curriculum Studies (EuroACS).

LUCIANA CÁSSIA DE JESUS

Doutora em Ciências Fonoaudiológicas pela UFMG. Mestre em Ciências Fonoaudiológicas pela UFMG. Graduada em Fonoaudiologia pela UFMG. Pós-graduada em Audiologia pela FEAD. Pós-graduada em Psicopedagogia pela UCDB e em Distúrbios da Fala e Linguagem pela AVM Faculdade Integrada. Especialista em Linguagem.

LUCIANA MACEDO DE RESENDE

Fonoaudióloga graduada pela Escola Paulista de Medicina/Universidade Federal de São Paulo (1994). Pós-doutora na Université Clermont-Auvergne (2016). Doutora em Ciências pela UNIFESP (2012). Mestre em Fonoaudiologia pela Pontifícia Universidade Católica de São Paulo (2001). Professora adjunto do Departamento de Fonoaudiologia da Faculdade de Medicina da Universidade Federal de Minas Gerais. Professora permanente no Programa de Pós-graduação em Ciências Fonoaudiológicas/UFMG.

LUCIANA MENDONÇA ALVES

Fonoaudióloga. Especialista em Linguagem, Voz e Fonoaudiologia Educacional pelo Conselho Federal de Fonoaudiologia. Pós-doutora em Linguística pelo Laboratoire Parole et Langage (LPL) – Aix-Marseille Université – França. Doutora e Mestre em Linguística pela Universidade Federal de Minas Gerais (UFMG). Professora Adjunta do Departamento de Fonoaudiologia da Faculdade de Medicina da UFMG. Docente do Programa de Pós-graduação em Ciências Fonoaudiológicas da Faculdade de Medicina da UFMG.

NÁRLI MACHADO DO NASCIMENTO

Fonoaudióloga. Mestre em Ciências Fonoaudiológicas. Doutoranda e Especialista em Neurociências pela UFMG. Atua, principalmente, com os seguintes temas: Desenvolvimento da Linguagem Oral Infantil, Avaliação, Diagnóstico e Tratamento dos Distúrbios de Linguagem Oral e de Linguagem Escrita. Investiga as alterações de linguagem nos transtornos neuropsiquiátricos, com ênfase no Transtorno de Déficit de Atenção/Hiperatividade (TDAH).

PATRÍCIA COTTA MANCINI

Possui graduação em Fonoaudiologia - Faculdades Metodistas Integradas Izabela Hendrix (1996), mestrado em Estudos Lingüísticos pela Universidade Federal de Minas Gerais (2001) e doutorado em Ciências dos Distúrbios da Comunicação Humana pela Universidade Federal de São Paulo (2010), com doutorado-sanduíche na Universidade de Pittsburgh/

EUA em 2007/2008. Realizou pós-doutorado na University of Iowa em 2017-2018 na área de zumbido e hipersensibilidade auditiva. Atualmente é professora Associada do Departamento de Fonoaudiologia e orientadora permanente do Programa de Pós-Graduação em Ciências Fonoaudiológicas da Universidade Federal de Minas Gerais. Tem experiência na área de Fonoaudiologia, com ênfase em Audiologia, atuando principalmente nos seguintes temas: reabilitação vestibular, teste vestibular, zumbido, implantes cocleares, biossegurança em audiologia, audiologia ocupacional e potenciais evocados auditivos e vestibulares.

SANDRA CRISTINA MACHADO

Formada em Fonoaudiologia pela PUC PR. (1994). Especialista em voz pelo CFFa (1998). Aperfeiçoamento em Processamento Auditivo. Fonoaudióloga Clínica. Desenvolvedora de recursos tecnológicos como: Coautora dos Cds Escutando – treinamento auditivo; Autora do Aplicativo Desafio da Dança; Coautora do Jogo Adivinhas Fique Esperto.

VANISSIA VENDRUSCOLO

Mestre em Ciências da Educação com Especialização na área de Avaliação e Desenvolvimento Curricular pela Universidade do Minho – Braga/Portugal. Especialista em Audiologia Clínica pela Irmandade Santa Casa de Misericórdia de São Paulo. Graduada em Fonoaudiologia pelo Centro Universitário São Camilo. Fonoaudióloga autônoma com atuação clínica nos consultórios particulares na Cidade de São Caetano do Sul e no bairro de Perdizes/SP. Proprietária da empresa Audiologic – diagnóstico e reabilitação auditiva. Desenvolvedora e Fundadora da Plataforma de Treinamento Auditivo Cognitivo & Linguagem PAC On-line. Autora de capítulos em livros na área da fonoaudiologia.

Construindo ideias
e conectando mentes

Este livro foi composto com tipografia ITC Berkeley Oldstyle Std e impresso
em Papel offset 75gr. na Formato Artes Gráficas em janeiro de 2023.